中醫專家教你 喝茶養生

過敏OUT
降三高
永健康

杜杰慧・唐紅珍 編著

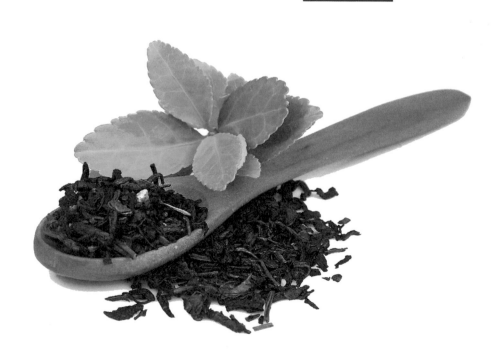

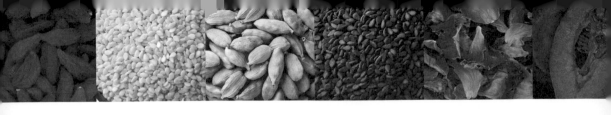

書　　　名　中醫專家教你喝茶養生：
　　　　　　過敏 OUT、降三高、永健康
編　　　著　杜杰慧、唐紅珍
編　　　輯　程郁庭
美術設計　劉旻旻

發 行 人　程安琪
總 策 畫　程顯灝
總 編 輯　呂增娣
主　　編　徐詩淵
資深編輯　鄭婷尹
編　　輯　吳嘉芬、林憶欣
編輯助理　黃莛勻
美術主編　劉錦堂
美術編輯　曹文甄、黃珮瑜
行銷總監　呂增慧
資深行銷　謝儀方、吳孟蓉

發 行 部　侯莉莉
財 務 部　許麗娟、陳美齡
印 務　許丁財
出 版 者　橘子文化事業有限公司

總 代 理　三友圖書有限公司
地　　址　106 台北市安和路 2 段 213 號 4 樓
電　　話　(02) 2377-4155
傳　　真　(02) 2377-4355
E — mail　service@sanyau.com.tw
郵政劃撥　05844889 三友圖書有限公司

總 經 銷　大和書報圖書股份有限公司
地　　址　新北市新莊區五工五路 2 號
電　　話　(02) 8990-2588
傳　　真　(02) 2299-7900

製　　版　興旺彩色印刷製版有限公司
印　　刷　鴻海科技印刷股份有限公司

初　　版　2015 年 02 月
一版二刷　2018 年 10 月
定　　價　新臺幣 280 元
Ｉ Ｓ Ｂ Ｎ　978-986-364-046-2（平裝）

國家圖書館出版品預行編目 (CIP) 資料

中醫專家教你喝茶養生：過敏 OUT、降三
高、永健康 / 杜杰慧，唐紅珍作 . -- 初版 . --
臺北市：橘子文化，2015.02
　　面；　　公分
ISBN 978-986-364-046-2(平裝)

1. 食療 2. 茶食譜

418.915　　　　　　　　　　　103027379

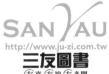
SANYAU
http://www.ju-zi.com.tw
三友圖書
友直 友諒 友多聞

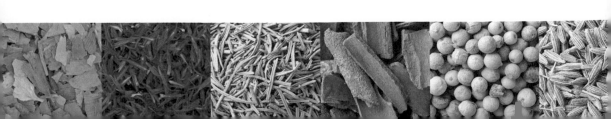

前言

剛接受出版社約稿時，總覺有些難以下筆，不是因為內容不好寫，而是可用素材太多，又不忍捨棄。中國的養生醫學博大精深，藥食同源理論又深入人心，把浩如煙海的中醫知識整理成適用於當代人的實用方法，我想才是本書應該確立的寫作宗旨。思路清晰了，寫作也就順暢了。

當代職業人群，整天忙忙碌碌，很少顧及發生在自己身邊最細小、最平常的事。每當我在不同場合大力宣導「吃出健康」這類的觀點時，總有職場朋友跟我抱怨：「上班這麼忙，哪有時間煲這煮那的！」其實，有一種既省心又省力的養生方法被大家忽略掉了，那就是「喝水」！我將告訴大家喝什麼、怎樣喝，也就是說：自己的健康，水做主！

本書一共收錄了三百餘副保健飲方，涉及兩百多種藥食同源的本草食材，圖文並茂，直觀明瞭，便於操作，是目前較為全面、以辦公室一族為主體的中醫本草健康飲品專業指南，相信對大家的養生與保健一定會有幫助。

感謝出版社的領導和圖書策劃人，他們為本書的出版做了大量的工作！感謝每一位為本書出版付出的朋友！最後還要感謝有緣於本書的每一位讀者！「要想長生，必究養生」，願大家永遠健康快樂！

杜杰慧

2013 年 12 月

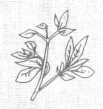

Part 1
中醫本草對症飲

全方位養生茶

011 養血護心飲

012 丹參玉楂飲
012 黃耆杞棗飲
012 蓮子心茶
013 五味冰糖茶
013 茉莉花茶
013 苦瓜茶
014 靈芝茶
014 銀杏葉茶
014 參茶
015 玫瑰桂圓茶

016 養肝護肝飲

018 綠茶
018 紅茶
018 烏龍茶
018 紅棗枸杞茶
019 菊花蜜茶
019 葛根花茶
019 紅棗養肝茶
020 佛手玫瑰花茶
020 決明子綠茶
020 杞菊決明子茶

021 健脾益胃飲

022 參耆薑棗茶
022 松子烏龍茶
022 陳皮綠茶
023 玫瑰薑棗茶
023 黃耆杞棗茶
023 玫瑰陳皮飲
023 山藥飲
024 菊花山楂茶
024 四君子茶
024 黨參苓朮飲

025 益氣補腎飲

026 女貞子蜂蜜飲
026 蓮子茶
026 何首烏茶
027 芡實飲
027 桑寄生茶
027 杜仲茶
028 桑葚子茶
028 熟地山萸肉茶
028 何首烏杞棗茶
029 菟絲子茶

030 潤肺止咳飲

031 三葉潤燥茶
031 冬花枇杷茶
031 桑菊枇杷茶
031 川貝桑葉飲
032 菊花雪梨茶
032 桑菊杏仁茶
032 百合紅棗茶
033 麥冬茶
033 清燥潤肺茶
033 菊花枸杞麥冬飲

034 補氣補血飲

035 玫瑰桂圓紅棗茶
035 參棗益生茶
036 補氣補血茶
036 氣血雙補養生茶
036 桂圓薑棗茶

037 袪火除熱飲

038 雙花茶
038 潤肺袪火茶
038 清心袪火茶
039 清胃袪火茶
039 清肝袪火茶

全方位對症飲

040 **活血化瘀飲**
041 當歸紅棗紅花茶
041 丹參砂仁飲
041 月季玫瑰茶
042 山楂益母茶
042 川芎赤芍茶

043 **防衰抗老飲**
044 雪蓮烏梅汁
044 絞股藍茶
044 二子延年茶
045 黃耆茶
045 何首烏補血茶

046 **防治動脈硬化飲**
047 女貞子飲
047 黑木耳茶
047 紅雪茶
048 菩提葉甘草茶
048 山楂胡頹子茶

049 **增強免疫力飲**
050 西洋參茶
050 沙棘茶
050 蜂蜜蘆薈茶
051 紫河車茶
051 五加皮茶

052 **排毒美顏飲**
053 菊花百合牛蒡茶
053 桑葉桑葚茶
053 車前子茶
054 艾草茶
054 蜂蜜柚子茶

055 **養顏護膚飲**
056 三花美人湯
056 當歸紅棗茶
056 何首烏黑芝麻糊
057 薔薇百合月桂茶
057 美白養顏茶

058 **電腦皮膚症候群**
060 葡萄乾綠茶
060 玫瑰花茶
060 葡萄柚綠茶
061 玫瑰山楂茶
061 三白茶
061 粉玫瑰茶
062 杞菊茉莉花茶
062 杞菊紅棗茶
062 珍珠茶
063 百合白果茶

064 **眼睛乾澀**
065 菊花茶
065 枸杞子密蒙花茶
065 枸杞菊花茶
066 杭菊康乃馨茶
066 三花清肝茶
066 決明菊花山楂茶
067 二子菊花茶
067 決明降脂明目茶
067 菊槐綠茶飲
068 金銀花草茶

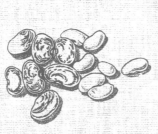

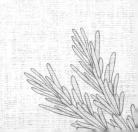

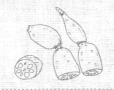

069 慢性疲勞
071 薰衣草茶
071 洛神花茶
071 消脂參茶
072 玫瑰薄荷茶
072 柳橙檸檬紅茶
072 健腦茶
073 西洋參茶
073 玫瑰杞菊茶
073 紅棗枸杞茶
073 女貞甘草茶

074 口腔潰瘍
075 蓮心梔子甘草茶
075 口瘡茶
075 兒茶青黛茶
076 吳茱萸茶
076 綠豆蛋花茶

077 肥胖症
079 葛根茉莉烏龍茶
079 瘦身枳朮茶
079 冬瓜荷葉茶
080 黑豆減肥茶
080 杜仲決明子茶

081 便祕、痔瘡
083 桑葉決明子茶
083 槐花茶
083 木槿花茶
084 番瀉葉茶
084 杏仁茶

085 脂肪肝
088 陳皮山楂鬱金茶
088 芝麻消脂茶
088 三七菊花茶
088 綠豆菊花茶
089 *防治脂肪肝中藥偏方*

091 感冒
092 紫蘇薄荷茶
092 玉蘭花茶
092 香蜂草茶
093 紫羅蘭花茶
093 檸檬草茶

094 頸腰椎病
097 桑寄生紅棗茶
097 刺五加五味茶
097 續斷黃耆茶
098 五指毛桃紅棗茶
098 巴戟天茶

099 高血壓
100 綠蘿花茶
100 黑苦蕎茶
100 鬼針草決明子茶
101 絞股藍靈芝降壓茶
101 杜仲雄花茶

102 失眠
103 酸棗仁湯
103 忘憂飲
103 菩提洋甘菊飲
104 含笑花茶
104 烏梅除煩飲

105 電磁輻射
106 昆布茶（海帶茶）
106 刺玫果茶
106 素馨茉莉花茶
107 魚腥草甘和茶
107 刺梨蜜紅茶

108 痛經
109 艾草紅糖水
109 宿根亞麻茶
109 鼠尾草茶
110 兩地槐花飲
110 香附白芍調經茶

Part 2
9大體質保健飲

112 健康・平和體質

114 蓮子茶
114 參鬚茶
114 遠志甘草飲
115 茯神紅棗茶
115 生薑茶
115 黃耆麥冬茶
116 枇杷花茶
116 芡實蜜茶
116 穀芽甘草茶
117 糖漬無花果茶

118 氣短・氣虛體質

120 人參茶
120 人參蓮子茶
120 黨參紅棗茶
121 四君子茶
121 玉屏風茶
121 黨參黃耆茶
122 黃耆紅棗茶
122 黃耆茯苓茶
122 薑棗茶
122 黃耆桂圓紅棗茶

123 缺水・陰虛體質

125 鹽蓮子心茶
125 熟地山萸肉茶
125 蘆根麥冬飲
126 菊花枸杞麥冬茶
126 銀耳紅棗飲
126 百合茶
127 麥冬枸杞菊花茶
127 五味烏梅玫瑰茶
127 花旗參茶
128 百合紅棗茶

129 怕冷・陽虛體質

130 肉桂茶
130 山楂茶
130 黑茶
131 薑茶
131 淫羊藿茶
131 補骨脂茶
132 巴戟天紅茶
132 黃耆鹿茸茶
132 茴香茶
133 人參茶

134 體胖・痰濕體質

135 紅茶
135 陳皮茶
135 杜仲茶
136 香櫞茯苓茶
136 蘇子化痰茶
136 黃耆厚樸花茶
137 藿香甘草茶
137 山藥薏仁茶
137 桑枝茶
137 茯苓白朮茶

138 長痘・濕熱體質

139 茯苓連翹心茶
139 雙仁茶
139 決明玉米鬚茶
139 葶玉蝴蝶茶
140 金銀花茶
140 苦丁茶
140 薏米茶
141 綠豆茶
141 赤小豆茶
141 竹葉清茶

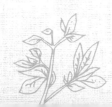

142　鬱悶‧氣鬱體質

143　甘麥紅棗茶

143　雙花西米露

144　百合蓮子湯

144　檸檬百合蜜茶

144　玉蝴蝶茶

145　明列子甜橘茶

145　康乃馨花茶

145　枳殼鬱金花茶

146　柚花茶

146　佛手玫瑰茶

147　長班‧血瘀體質

149　桃仁粥

149　香附白芍茶

149　桂圓益母草茶

150　桂皮山楂茶

150　三七花茶

150　蘋花茶

151　桃花煥容茶

151　康仙花茶

152　綠蘿花蜜茶

152　芙蓉美白茶

153　過敏‧特稟體質

155　金銀花飲

155　金蕎麥茶

156　月見草玉蝴蝶百合花茶

156　薄荷魚腥草茶

156　千日紅金盞菊茶

157　蟲草花桂圓茶

157　百合清茶

157　石竹葉清茶

158　金蓮花茶

158　紫草牛蒡飲

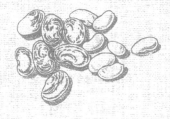

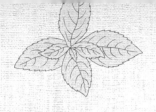

Part 3
按照四季喝茶飲

160 春季茶飲

164 枸杞子飲

164 菊花麥冬茶

164 菊花雪梨茶

165 板藍根茶

165 山藥百合紅棗茶

165 蒲公英茶

166 玫瑰菊花桂花茶

166 茉莉荷葉茶

167 菊花茶

167 菊花枸杞麥冬飲

168 夏季茶飲

173 苦丁茶

173 紫蘇茶

173 薄荷清茶

174 薄荷綠茶

174 碧螺春參茶

174 竹葉茶

175 陳皮薑茶

175 苦瓜解暑茶

175 荷葉茶

176 檸檬紅茶

177 秋季茶飲

178 銀杞護膚茶

178 麥冬生地飲

178 桑葉甘草茶

180 玫瑰花茶

180 杜仲茶

180 菊花蜜飲

181 薏仁百合茶

181 桂花茶

181 薰衣草茶

182 迷迭香茶

183 冬季茶飲

185 桂花玫瑰茶

185 雪蓮花茶

185 桑葚飲

186 桂圓枸杞紅棗茶

186 首烏牛膝飲

187 薑母茶

187 黃耆枸杞紅棗飲

188 黃耆火麻仁飲

188 菟絲子茶

188 桂圓玫瑰花茶

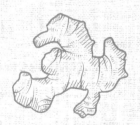

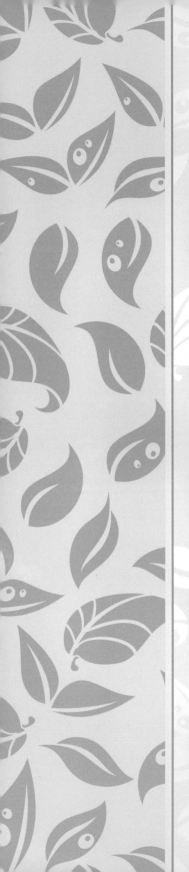

中醫本草對症飲

Part 1

保護心臟、養顏美容、預防便祕……

無論是現代文明病，還是保健身體

辦公室一族必喝的茶飲

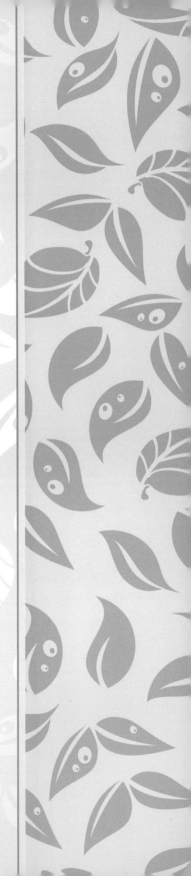

全方位養生茶

喝茶防病，保健身體

 養血護心飲，喝出好心臟

心主血脈，主藏神。由於心臟能主宰人體整個生命活動，故稱為「君主之官」「生之本」「五臟六腑之大主」。對於人體來說最宜護心養心，固護心陽，如果我們不注重心臟的保養，就容易損傷心氣、耗竭心陰，從而出現心慌心悸、血行紊亂、失眠多夢、心陽不振等。養生應該注意調暢心氣。

中醫認為補氣藥物可以保護心肌，如人參、西洋參、高麗參能增強心臟功能，有助於控制高血壓。但對於虛弱體質，不當的補氣會造成相反效果，使病情加重。尤其已經出現口乾舌燥等實熱症的人，更不適合使用人參。一般血壓狀況穩定的人才可使用人參，血壓不穩或剛出血後，不建議大量服用。

富含維生素 B 群和礦物質的當歸（偏熱性，體質燥熱者不宜使用。腸胃功能較差的人食用，也容易出現腹瀉問題）具有補血功效，在傳統中醫典籍裡有活血化瘀功能，也是護心的藥物之一。除當歸之外，具有通經化瘀、養血護心的藥材還有銀杏葉、靈芝、桂圓、益母草、鬱金、玫瑰花、丹參、田七、蓮子心等。故現實生活中辨症搭配使用，可以達到護心功效。

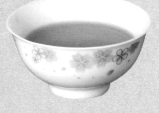

丹參玉楂飲
稍帶藥氣，味酸甜

山楂　　　　玉竹　　　　丹參

作法

1 取丹參、玉竹、山楂各 15 克。
2 以煮水或沸水沖泡。

功效解析

> 本方取丹參的活血化瘀作用，並加入玉竹、山楂以降血脂。用以護心養心，適用於冠心病、動脈粥樣硬化、高脂血症的人。

黃耆杞棗飲
氣味清新，飲之甘甜，稍帶酸味

紅棗　　　　枸杞子　　　　黃耆

作法

1 取黃耆飲片 3 ～ 5 片，枸杞子 1 茶匙，紅棗 5 ～ 8 顆。
2 以熱水悶泡 10 分鐘左右即可。

功效解析

> 黃耆益氣補中，紅棗補血養心，枸杞子則補血滋養，故該茶飲可補血益氣以護心。

蓮子心茶
氣味清香，味苦，飲後清甜留舌尖

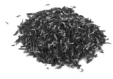

蓮子心

作法

取蓮子心 1.5 ～ 3 克，直接用熱水泡服。
🌿蓮子心性寒味苦，用量宜少。

功效解析

> 蓮子心用來泡茶喝可安神固精，具有清熱降火、降壓、強心、抗心律失常和抗心肌缺血、抗衰老的功效。故本茶適用於心經熱心煩、失眠、口苦、小便黃等人群。

五味冰糖茶
味道略帶酸，爽口生津

五味子

冰糖

作法

1 取五味子 30 克，冰糖適量。
2 將五味子洗淨，用開水略燙後立刻撈出，放在茶杯內。
3 加入冰糖，用開水沖泡 30 分鐘即可代茶服用。

功效解析

> 五味子斂肺，滋腎，生津，收汗，澀精。神農本草經記載：「主益氣，咳逆上氣，勞傷羸瘦，補不足，強陰」，故該茶飲可養心安神，補腎澀精。

茉莉花茶
花香濃郁，香氣清新，甘甜可口

冰糖

茉莉花

作法

1 取茉莉花 3 ～ 5 朵，適量冰糖。
2 加入熱水悶泡片刻即可飲用。

功效解析

> 現代研究表明茉莉花有助於增加血管彈性，為護心佳品，常飲可保護心臟，化生氣血，使容顏美麗。

苦瓜茶
苦中帶甘

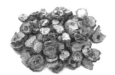

苦瓜乾

作法

取適量苦瓜乾，加入熱水，悶一些時間後即可。
🌿市面有現成苦瓜乾品，可直接購買。

功效解析

> 苦味入心，長夏之季養心最應食用苦味之品。苦瓜擅長清心除煩以護心，適宜於心火旺的人群。

靈芝茶
清香，苦微帶甘

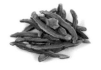

靈芝　　　　蜂蜜

作法

1 把靈芝 10 ～ 15 克剪成碎塊，放在茶杯內。

2 用開水沖泡後即可飲用。

🍃靈芝味雖苦，但苦而香，如果畏苦可加入蜂蜜等調味。

功效解析

> 靈芝素有「仙草」之譽。古今藥理與臨床研究均證明，靈芝有防病治病、延年益壽之功效。靈芝對人體具有雙向調節作用，所治病種，涉及心腦血管、消化、神經、內分泌、呼吸、運動等各個系統，長期服用，具有養心護肝、補虛強身、安神定志之功效。

銀杏葉茶
性味甘苦，稍澀

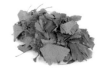

銀杏葉

作法

取銀杏 5 ～ 6 克，煎服或沸水沖泡服用。

🍃不宜長期連續服用。

功效解析

> 銀杏葉的功效在於活血化瘀，止痛，斂肺平喘。中醫認為，銀杏葉有實邪者忌用。銀杏葉雖能促進血液循環，預防心血管疾病，但其主要成分黃酮類化合物是一種強力血小板激活因子抑制劑，長期服用可能抑制血小板的凝聚功能，而有增加腦出血的危險。因此，在服用時要適可而止。

參茶
香氣特殊，甘淡稍甜

西洋參

作法

1 西洋參（人參、高麗參、黨參均可）切片，取 3 ～ 6 克置保溫杯中。

2 以沸水沖泡，悶置 15 分鐘左右，代茶頻飲。

功效解析

> 該藥材中所含苷類主要是人參皂苷，具有補益作用。能預防和治療心腦血管疾病，抗心肌缺血和抗休克作用，並可明顯降低血脂。

玫瑰桂圓茶
清香幽雅,甘甜可口

玫瑰花　　桂圓　　紅糖

作法

1 取玫瑰花 8 ～ 10 克,桂圓 5 ～ 8 顆。
2 以沸水沖泡 10 分鐘,也可以加些紅糖飲用。

功效解析

玫瑰花是一種珍貴的藥材,美容養顏,通經活絡,軟化血管,對於心腦血管、高血壓、心臟病及婦科病有顯著療效。可調和肝脾,理氣和胃。玫瑰花是很好的藥食同源的食物,女性平時常用它來泡水喝,有很多好處。尤其是月經期間情緒不佳、臉色黯淡,甚至是痛經等症狀,都可以得到一定的緩解。而桂圓性溫味甘,具有良好滋養補益、補氣血、益智寧心、安神定志的功效。兩味茶材共用更是增加了養心補血的作用。

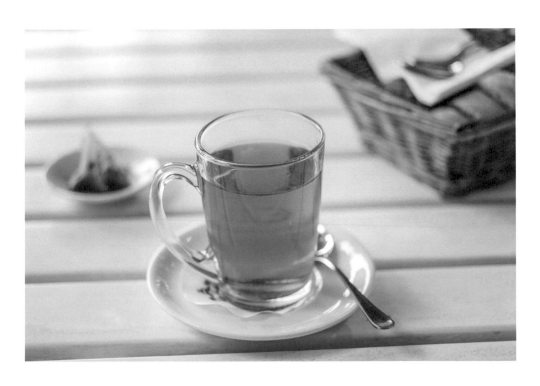

養肝護肝飲，排毒又補氣

肝主疏泄，泛指肝氣具有疏通、條達、升發、暢泄等綜合生理功能。古人以木氣的沖和條達之象來類比肝的疏泄功能，故在五行中將其歸屬於木，故《素問‧靈蘭秘典論》說：「肝者，將軍之官，謀慮出焉」，《素問‧六節藏象論》說：「肝者，罷極之本，魂之居也」。肝主疏泄的功能主要表現在調節精神情志，促進消化吸收以及維持氣血、津液的運行三方面：

調節精神情志　中醫認為，人的精神活動除由心所主外，還與肝的疏泄功能有關。肝功能正常，人體就能較好地協調自身的精神、情志活動，表現為精神愉快、心情舒暢、理智靈敏。疏泄不及，則精神抑鬱、多愁善慮、沉悶欲哭、唉聲嘆氣、胸脅脹滿等。疏泄太過，則狀態興奮，如煩躁易怒、頭暈脹痛、失眠多夢等。

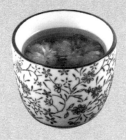 **促進消化吸收**　肝的疏泄功能有助於脾胃的升降和膽汁分泌，以保持正常消化與吸收功能。若肝失疏泄，會影響脾胃升降和膽汁排泄，從而出現消化功能異常，如食慾缺乏、消化不良、噯氣泛酸，或腹脹、腹瀉等，中醫稱為「肝胃不和」或「肝脾不調」。

維持氣血、津液的運行　肝的疏泄功能直接影響著氣機的調暢。如肝失疏泄，氣機阻滯，可出現胸脅、乳房或少腹脹痛。氣是血液運行的動力，氣行則血行，氣滯則血瘀。若肝失疏泄，氣滯血瘀，則可見胸脅刺痛，甚至症積、腫塊，女子還會出現經行不暢、痛經和經閉等。

肝的疏泄功能還有疏利三焦、通調水道的作用。故肝失疏泄，有時還可出現腹水、水腫等。

肝主藏血。肝有貯藏血液和調節血量的功能。當人體在休息或情緒穩定時，機體的需血量減少，大量血液貯藏於肝。當勞動或情緒激動時，機體的需血量增加，肝就排出其所儲藏的血液，以供應機體活動的需要。如肝藏血的功能異常，則會引起血虛或出血的病變。若肝血不足，不能濡養於目，則兩目乾澀昏花，或為夜盲；若失於對筋脈的濡養，則筋脈攣急，肢體麻木，屈伸不利等。

肝開竅於目。目的視覺功能主要依賴肝之陰血的濡養。肝的經脈又上聯目系。因此，肝的功能正常與否常常在眼睛反映出來。例如：肝血不足可出現視物模糊、夜盲；肝陰虧損，則兩目乾澀、視力減退；肝火上炎，則目赤腫痛。

在體合筋，其華在爪。肝主筋，筋的活動有賴於肝血的滋養。肝血不足，筋失濡養可導致一系列症狀，如前所述。若熱邪熾盛，灼傷肝的陰血，可出現四肢抽搐、牙關緊閉、角弓反張等，中醫稱之為「肝風內動」。「爪」包括指甲和趾甲，有「爪為筋之餘」之說。肝血充足，則指甲紅潤、堅韌；肝血不足，則爪甲枯槁、軟薄，或凹陷變形。

總之肝主疏泄，主藏血。肝主升主動，喜條達而惡抑鬱，故稱為「剛臟」。最宜順應春氣的生髮和肝氣的暢達之性：保持情志舒暢，力戒暴怒憂鬱，夜臥早起。若是保養不適，容易出現肝氣鬱結、急躁易怒、眩暈、焦慮，女性月經失調等等。養生注意情志舒暢，氣機通達。

多種茶葉中均含有茶多酚、兒茶素等成分，都可起到養肝護肝、抗癌、抗腫瘤、抗氧化、提高免疫力的作用。

綠茶
清香醒神，甘甜質潤

綠茶

作法

取茶葉 5 ～ 10 克，放入到茶皿中。一次性向茶杯（茶碗）注足熱水。

功效解析

> 綠茶中含有茶多酚、咖啡鹼、葉綠素、兒茶素等成分，具有抗癌、抗衰老、抗菌、助消化、降血脂等多種功效，適當飲用可達到養肝目的。

紅茶
濃郁醇香，飲後甘甜

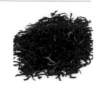

紅茶

作法

取紅茶 5 ～ 10 克，杯中加熱水，稍等片刻即可。

功效解析

> 紅茶中含有多種氨基酸以及鈣、鋅、錳等多種微量元素，具有生津清熱、利尿、消炎殺菌、健胃消食、延緩衰老、降血糖、降血壓、降血脂、抗癌等功效，適當飲用可養肝。

烏龍茶
清新宜人，甘甜回味

烏龍茶

作法

取茶葉 5 ～ 10 克，放入杯中加入熱水洗過茶葉。再次沖入熱水即可。

功效解析

> 烏龍茶除具提神益思，消除疲勞、生津利尿、解熱防暑、殺菌消炎、解毒防病、消食去膩、減肥健美等保健功能外，還具有防癌、降血脂、抗衰老等特殊功效。

紅棗枸杞茶
甘甜可口

紅棗　　　枸杞子

作法

取去核紅棗、枸杞子各 10 克。放置保溫壺中，加熱水 500 毫升悶泡 5 分鐘。

功效解析

> 枸杞子補腎益精，養肝明目，補血安神，生津止渴，潤肺止咳；紅棗味甘性溫、歸脾胃經，有補中益氣、養血安神、緩和藥性的功能。

菊花蜜茶
氣味芬芳，甘甜可口

菊花

蜂蜜

作法

取菊花 50 克，加沸水 20 毫升，保溫 30 分鐘。過濾後加入蜂蜜適量，攪勻飲用。

功效解析

該茶飲具有養肝明目、生津止渴、清心健腦、潤腸等作用。由白菊茶和上等烏龍茶製成的菊花茶，是每天接觸電子污染的辦公族必備的茶飲。因為此茶具袪毒作用，對體內積存的有害化學和放射性物質有抵抗、排除的療效。若想在平時護肝，可常飲白菊花茶和枸杞子茶，可清肝保肝。

葛根花茶
味甘平清淡

葛根花

作法

取葛根花適量，加入熱水後即可頻飲。

功效解析

用葛根花泡茶喝，可護肝解毒、解酒醒脾。葛根花是中國的傳統藥物，被用於緩解酒後嘔吐等症狀。葛根花水萃取物透過啟動乙醇脫氫酶活性來降低乙醇濃度，對酒精引起的肝細胞損害有保護作用。其有效成分對酒精代謝障礙及肝功能有改善作用。

紅棗養肝茶
紅棗香氣，甘淡可口

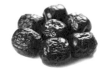
紅棗

作法

1 取紅棗 7 顆，洗淨後，以小刀劃出直紋幫助養分溢出。

2 以適量滾水加蓋浸泡 15 分鐘。

功效解析

紅棗營養豐富，還能保護肝臟。善用紅棗對身體極有助益。《本經》中記載，紅棗味甘性溫、歸脾胃經，有補中益氣、養血安神、緩和藥性的功能。現代藥理學發現，紅棗含有蛋白質、脂肪、糖類、有機酸、維生素 A、C、多種氨基酸等營養成分，還能提高體內單核吞噬細胞系統的吞噬功能，有保護肝臟、增強體力的作用。

佛手玫瑰花茶
濃郁花香，味道甘潤

佛手花　　　　玫瑰花

作法

取佛手花 1 ～ 2 朵，玫瑰花 8 ～ 10 朵，加入熱水泡開。

佛手花以朵大、完整、香氣濃厚者為佳，泡開後即成一款美麗花茶。

功效解析

> 佛手花氣香，味微苦，其功能「平肝胃氣痛」；而玫瑰花亦能疏肝理氣，單用或一起拿來泡茶喝更有養肝護肝的功效。

決明子綠茶
清涼潤喉，口感適宜，稍帶苦味

決明子　　　　綠茶

作法

1 取決明子、綠茶各 5 克（或決明子粉和綠茶粉各 5 克），放入乾鍋以小火慢炒。

2 炒好後放杯中，入沸水，浸泡 3 ～ 5 分鐘後即可飲服。

隨飲隨續水，直到味淡。

功效解析

> 決明子味苦、甘而性涼，具有清肝火、祛風濕、益腎明目等功能，茶葉中含有咖啡因，有醒腦提神之功，故此茶具有清熱平肝、降脂降壓、潤腸通便、明目益睛之功效。適用於高血壓、高脂血症、大便祕結、視物模糊等。

杞菊決明子茶
氣味清香，質潤滑口，甜中帶苦

枸杞子　　　菊花　　　決明子　　　山楂

作法

1 取枸杞子 10 克、菊花 5 克、決明子 10 克、山楂 5 克。

2 將所有茶材同時放入較大的有蓋杯中，用沸水沖泡，加蓋悶 15 分鐘。

功效解析

> 決明子可清肝火、益腎明目；菊花可散風清熱、平肝明目；枸杞子補腎益精，養肝明目，補血安神，生津止渴，潤肺止咳；山楂健脾消食。故此茶清肝瀉火以養肝護肝，還有明目、降壓降脂的作用。適用於頭暈目眩，頭重腳輕，面部烘熱，煩躁易怒，舌質偏紅，苔黃，脈弦等肝火陽亢者。

健脾益胃飲，養血益氣

中醫認為脾主運化，統攝血液。脾胃同居中焦，是人體對飲食進行消化、吸收並輸布其精微的主要臟器。人出生之後，生命活動的繼續和精氣血津液的化生和充實，均賴於脾胃運化的水穀精微，故稱脾胃為「後天之本」。對於脾來說最宜健全運化，使水濕不會停滯體內，若保養不當，容易出現不思飲食，氣血不足，肌肉消瘦，四肢無力等等。養生應做到健運脾胃。

能健脾益胃的藥食兩用的食材有：淮山、黨參、人參、黃耆、生薑、紅棗、茯苓、白朮等，這些藥材療效顯著，取材也方便。將它們互相搭配泡服，就成了非常好的健脾胃的茶飲方。

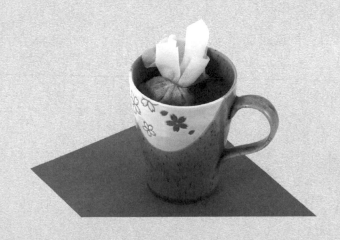

參耆薑棗茶
稍帶藥氣，辛辣帶甘，暖潤可口

黃耆　　黨參　　紅棗　　生薑

作法

1 取黃耆 10 克，黨參、紅棗各 5 克、生薑 2 片、水 500 毫升。
2 保溫壺中加入所有茶材與沸水，悶泡 5 ～ 10 分鐘後，濾除茶渣即可飲用。

功效解析

> 黨參補氣安神，治勞傷虛損、食少、倦怠、健忘、眩暈頭痛及久虛不復，一切氣血津液不足之症；黃耆則補氣固表，用於氣虛乏力；紅棗補氣養血、健脾益胃、養血安神。三味與生薑合用可健補脾胃，養血益氣。

松子烏龍茶
醇香甘甜、滑利可口

核桃　　松子　　花生　　烏龍茶

作法

1 將松子、花生、核桃研磨成細末，比例 1：2：1。
2 取研磨好的細末 15 ～ 25 克，加入裝有烏龍茶的壺中，注入熱開水，靜置 2 分鐘。

🌿 因松子熱量高，故欲減重的人宜避免；而有腹瀉或咳嗽的患者也不宜。《本草從新》指出，脾虛便溏、腎虧者不宜食用。

功效解析

> 該茶飲適合食慾缺乏、脾胃虛弱者飲用。松子能延年益壽，自古被稱為「仙人之果」。其滋養、長壽、美膚的作用為人傳誦。也因其含有豐富的植物蛋白質、脂肪及維生素 E，可抗衰老、防癌、增強身體抵抗力，受到世人喜愛。

陳皮綠茶
帶有陳皮香，味甘甜

陳皮　　冰糖　　綠茶

作法

1 取陳皮（或鮮橘皮）、綠茶、白糖（冰糖亦可）適量。
2 陳皮入杯，以清淡綠茶水沖泡，同時加入白糖，調勻。

功效解析

> 陳皮辛散通溫，氣味芳香，長於理氣，能入脾肺，故既能行散肺氣壅遏，又能行氣寬中及燥濕。故此茶有健脾開胃、消暑提神的作用，常飲可使皮膚潤澤。

玫瑰薑棗茶
甘甜可口，薑氣濃郁，花香撲鼻

紅棗　　　生薑　　　玫瑰花

作法

取去核紅棗 15～20 顆、生薑片 5～8 片、玫瑰 3～5 朵。加入熱開水悶泡數分鐘。

功效解析

紅棗甘溫，為補脾胃、養血安神之藥，多用於治療脾氣虛、血虛，加入生薑更加補益脾胃；而玫瑰花味甘性溫，有明顯的理氣解鬱、活血散瘀、調經止痛的功效，且藥性溫和，可溫養心肝血脈、舒發體內的鬱氣，並有助於鎮靜、安撫及抗抑鬱。脾胃虛弱者應多喝。

黃耆杞棗茶
氣味清新，飲之甘甜

黃耆　　　枸杞子　　　紅棗

作法

取黃耆飲片 3～5 片、枸杞子 1 茶匙、紅棗 5～8 顆。熱水悶泡約 10 分鐘。

功效解析

黃耆益氣補中，紅棗補血養心，枸杞子則補血滋養，故該茶飲可益氣健脾、養血和胃。

玫瑰陳皮飲
甘甜可口，帶有花香及陳皮香

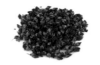

玫瑰花　　　陳皮

作法

取玫瑰、陳皮各 10 克，加入熱水泡 5 分鐘。

功效解析

陳皮擅長理氣健脾和胃，玫瑰則調和肝脾、理氣和胃，共用可理氣健脾胃。

山藥飲
氣味略清香，味道較淡

山藥粉

作法

將山藥打粉研末。取 20～35 克，放入用開水燙熱過的杯子中。加適量開水，攪拌片刻即可。

功效解析

淮山延年益壽，是藥食兩用的佳品，有健脾益胃、促進消化、滋腎益精的作用；而山藥的性味甘平，適用所有人，故平時多食用山藥飲可補益脾胃。

菊花山楂茶
氣味清香,甘甜帶酸

菊花　　　　山楂

作法

取菊花 5 ～ 8 朵、山楂 10 克,加入熱水悶泡數分鐘。

功效解析

此茶飲可消食化積,健運脾胃,降脂減肥。適用於高脂血症、高血壓病、冠心病、單純性肥胖症等病症。山楂所含成分可助消化、擴張血管、降低血糖、降低血壓。經常飲用山楂茶,對治療高血壓具有明顯輔助療效。山楂所含的黃酮類和維生素 C、胡蘿蔔素等物質能阻斷並減少自由基生成,可增強肌體的免疫力,防老抗癌。此外,山楂對子宮有收縮作用,孕婦臨產時有催生之效,須慎用。

四君子茶
稍帶藥氣,味甘淡

黨參　　　　茯苓　　　　白朮　　　　甘草

作法

1 取黨參 10 克、茯苓 10 克、白朮 10 克、甘草 10 克,皆放入鍋中。

2 加水 800 毫升,加熱滾沸後續煮 5 分鐘即可關火,趁熱飲用。

功效解析

黨參補中、益氣、生津;而茯苓性味甘淡平,具有滲濕利水、健脾和胃、寧心安神的功效;白朮則健脾益氣,燥濕利水,止汗,安胎。故本茶能益氣補氣,改善脾胃氣虛症。

黨參苓朮飲
味淡,有黨參味

黨參　　　　白朮　　　　茯苓

作法

取黨參 10 ～ 15 克,白朮及茯苓各 15 克,用熱開水悶泡數分鐘。

功效解析

黨參不燥不膩,既補脾胃之氣,又補益肺氣,為脾肺氣虛常用之品。白朮為健脾要藥,適用於脾胃虛弱諸症,脾胃虛弱而濕氣盛用之最宜。茯苓無寒熱之偏,善健脾利水能安神。三藥共起健脾益胃的作用。

益氣補腎飲，提升免疫力

腎主藏精，主水，主納氣。由於腎藏先天之精，主生殖，為人體生命之本源，故稱腎為「先天之本」。腎精化腎氣，腎氣分陰陽，腎陰與腎陽能資助、促進和協調全身臟腑之陰陽，故腎又為五臟陰陽之本。對於腎來說最宜陽氣潛藏，陰精積蓄，如果我們不注重腎的保養，就會耗竭腎精，損傷腎氣，從而產生腎病症狀：腰膝酸軟，耳鳴耳聾，掉牙，男子陽痿遺精，精少不育，女子閉經少經等等。養生必須注意補腎填精，益氣溫陽。

在中醫看來，腎只有虛症無實症。並且虛症不是老年人或男子才會有的情況，不論男女老少都有可能腎虛。主要症狀為腰膝酸軟、倦怠無力、面色蒼白、小便頻多而清長、遺精早洩、舌苔淡白、脈細等。如果是腎陽虛，會兼夾腰背冷痛，畏寒肢冷，尤以下肢為甚；男性易陽痿早洩，婦女易宮寒不孕；或大便久泄不止，完穀不化，五更泄瀉；或水腫，腰以下為甚，按之凹陷不起。腎陰虛則潮熱盜汗，五心煩熱，咽乾顴紅，溲黃便乾，舌紅少津，脈細數。故在補腎之前需要辨明陰陽偏頗。

而現實生活中常用的補腎藥材有女貞子、山藥、冬蟲夏草、首烏、芡實、杜仲、枸杞子及桑寄生等。辨症取之，可製作成補腎茶飲。

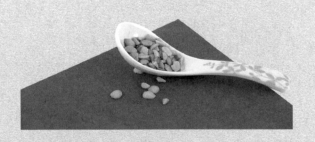

女貞子蜂蜜飲
味甘,但稍帶苦澀

女貞子

蜂蜜

作法

取女貞子 5 ~ 10 顆、蜂蜜適量,置入杯中。加入熱開水,悶泡數分鐘。

功效解析

> 女貞子性平,《本草綱目》記載:女貞子可補中,安五臟,養精神,除百病。久服使人肥健,輕身不老,強陰,健腰膝,明目。為補肝腎陰虛之佳品。

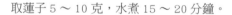

蓮子茶
無氣味,味道淡

蓮子

作法

取蓮子 5 ~ 10 克,水煮 15 ~ 20 分鐘。

功效解析

> 蓮子性平,味甘澀,能益腎養心、補脾固澀。體虛、遺精、早洩之人均可食用,尤其是心腎不交而遺精者,食之更佳。古代用以治「心腎不交而遺精」的清心蓮子飲和瑞蓮丸,治「夢遺泄精」的蓮肉散等,都是以蓮子為主的補腎養生名方。

何首烏茶
味微苦有甘澀

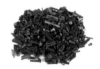
何首烏

作法

取何首烏 20 ~ 30 克,加水煎煮 30 分鐘。待溫涼後當茶飲用,每天 1 杯。

功效解析

> 何首烏有補肝腎、益精血的作用,歷代醫家均用之於腎虛之人。明代李時珍說過:「何首烏,能養血益肝,固精益腎,健筋骨,烏髭髮,為滋補良藥,功在地黃、天門冬諸藥之上。」凡是腎虛之人頭髮早白,或腰膝軟弱、筋骨酸痛,或男子遺精、女子帶下者,食之皆宜。何首烏具有降血脂,減少血栓形成的功效。血脂增高者,常飲用何首烏茶療效明顯。痰飲較盛,舌苔厚膩者不宜使用。

芡實飲
淡淡茶味

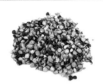
芡實

作法

取芡實 15 ～ 25 克，水煮 15 ～ 20 分鐘。

功效解析

> 芡實性平，味甘澀，能固腎澀精、補脾止泄。古代不少治遺精早洩的養生名方，如金鎖固精丸、水陸二仙丹等，都是以芡實為主，配合蓮鬚、龍骨、金櫻子等研製而成。

桑寄生茶
稍帶藥氣，味微苦

桑寄生

作法

取桑寄生乾品 15 克。水煮數分鐘或沸水沖泡 15 分鐘後飲用。

功效解析

> 中草藥桑寄生為補腎補血藥劑。中醫臨床表明：用桑寄生煎湯代茶飲，對治療高血壓具有明顯的輔助療效。

杜仲茶
橙黃透明，微苦而回甜

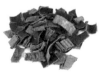
杜仲

作法

取杜仲 10 ～ 15 克，水煮數分鐘。
現市面上已有杜仲茶系列的成品可購買，飲用時直接用沸水沖泡即可。

功效解析

> 杜仲性溫，味甘微辛，能補肝腎、強筋骨，對腎虛所致的腰脊酸疼、足膝軟弱無力、小兒腎虛兩下肢麻痹以及婦女腎虧者，最為適宜。如明代醫家繆希雍解釋：「杜仲主腰脊痛，益精氣，堅筋骨，腳中酸痛。蓋腰為腎之府，動搖不能，腎將憊矣。杜仲補其不足，益腎故也。」

桑葚子茶
酸甜可口

桑葚子

作法

取新鮮桑葚 20 克或者乾燥桑葚 10 克,加入熱水悶泡片刻即成。

功效解析

> 桑葚既可入食,又可入藥,中醫認為桑葚味甘酸,性微寒,入心、肝、腎經,為滋補強壯、養心益智佳果。具有補血滋陰,生津止渴,潤腸燥等功效,主治陰血不足而致的頭暈目眩,耳鳴心悸,煩躁失眠,腰膝酸軟,鬚髮早白,消渴口乾,大便乾結等症。

熟地山萸肉茶
稍帶藥氣,甘酸略苦

熟地 　　　山萸肉

作法

取熟地、山萸肉各 10 克,加入熱水悶泡 10 分鐘。

功效解析

> 山萸肉補益肝腎,澀精固脫;熟地補血養陰,填精益髓;共用可媲美六味地黃,可補益肝腎,補腎益精。適用於肝腎陰虛的人群。

何首烏杞棗茶
紅棗清香,甘甜稍帶苦味

何首烏 　　枸杞子 　　紅棗

作法

1 何首烏、枸杞子、紅棗各取 10 克。
2 水煮 5 分鐘或用熱水悶泡 10 分鐘就可飲用。

功效解析

> 該茶飲可養血益精以補腎。何首烏可解毒,消癰,潤腸通便;紅棗健脾益胃,補氣養血安神;枸杞子補腎益精,養肝明目,補血安神,生津止渴,潤肺止咳。

菟絲子茶
味辛甘

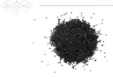

菟絲子　　地膚子　　山藥粉

作法

取菟絲子 15 克、地膚子和山藥粉末各 10 克。煮水或沸水沖泡 15 分鐘後飲用。

功效解析

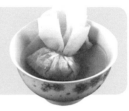

該茶飲可補腎防老。菟絲子有促進內分泌作用、預防皮膚老化；
地膚子清濕熱和濕癢；山藥滋腎益精、健脾益胃，並可滋養容顏。
故本茶有補腎益腎的作用。需注意的是，此茶有促進內分泌作用，
有子宮肌瘤、子宮內膜異位症或月經量大的女性不宜喝。

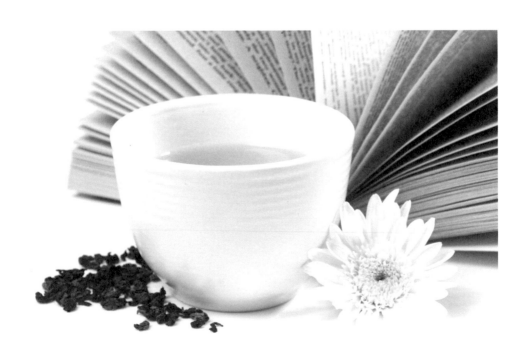

潤肺止咳飲，預防風寒病

在中醫看來，肺主氣包括兩個方面：主呼吸之氣和主一身之氣，即「司呼吸，主宣發和肅降」；主通調水道。肺開竅於鼻，在體合皮，其華在毛。皮毛是一身之表，依賴於衛氣和津液的溫養和潤澤，成為抵禦外邪侵襲的屏障。「肺合皮毛」是說肺能輸布津液、宣發衛氣於皮毛，使皮膚潤澤，肌腠緻密，抵禦外邪的能力增強。

由於肺和皮毛相合，所以外邪侵犯皮毛也常影響肺功能而招致病變；有因為肺葉嬌嫩，不耐寒熱，易被邪侵，為「嬌臟」，肺氣虛則體表不固，常自汗出，抵抗力下降則易感冒。而肺與秋氣相應：肺氣通於秋，在生理上肺為清虛之體，性喜清潤，與秋季氣候清肅、空氣明潤相通應。病理上，秋季氣候乾燥，易傷害肺津，引起口鼻乾燥、乾咳少痰、痰少而黏的肺燥症。養生原則為養陰潤肺，所以肺要常養護。

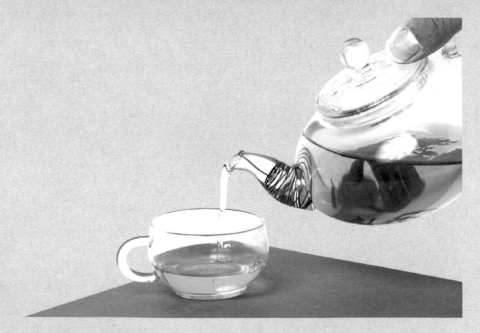

三葉潤燥茶
略帶苦味，回味甘淡

人參葉　　龍利葉　　枇杷葉

作法

取人參葉 15 克、龍利葉 15 克、枇杷葉 15 克，水煎或熱開水泡服。

功效解析

人參葉能生津止渴、解暑清熱；龍利葉清肺止咳；枇杷葉味苦性平，有清肺止咳、和胃降逆的作用。適用乾咳、鼻咽乾痛、失聲者飲用。

冬花枇杷茶
加了蜂蜜，味甜可口

款冬花　　枇杷葉　　蜂蜜

作法

取款冬花 12 克、枇杷葉 15 克、蜂蜜適量，水煎或熱開水泡服。

功效解析

枇杷葉味苦性平，可清肺止咳、和胃降逆；款冬花潤肺下氣；蜂蜜在中醫看來是潤肺佳品，有補中潤燥的功效。本茶能清燥潤肺，適合伴發乾咳者。

桑菊枇杷茶
味道甘淡，稍帶苦澀

桑葉　　菊花　　枇杷葉

作法

取桑葉 15 克、菊花 20 克、枇杷葉 20 克，水煎或熱開水泡服。

功效解析

桑葉清肺潤燥、清肝明目。本茶有疏散風熱、潤肺止咳，治療及預防秋季感冒的功效。

川貝桑葉飲
味甘甜，帶有烏梅的酸

冰糖　　桑葉　　川貝母

作法

取川貝母 6 克、桑葉 10 克，加水煎煮取汁，加冰糖溶化後代茶飲。

功效解析

川貝母可潤肺止咳，清熱化痰，開鬱散結。桑葉亦能疏散風熱，清肺潤燥，清肝明目。尤其適合感受風熱致肺熱出現的咳嗽、咳痰的辦公室一族。

菊花雪梨茶
茶氣清香，甘甜可口

雪梨　　　菊花　　　枸杞子　　　冰糖

作法

1　取雪梨 1 個、菊花 15 朵、枸杞子 15 顆、冰糖 20 克。
2　雪梨洗淨切小塊，放入茶壺後再加菊花、枸杞子和冰糖，沖入現燒熱開水，攪拌一下，蓋上壺蓋悶 10 分鐘。

功效解析

菊花可散風清熱、平肝明目；雪梨有潤肺降火、化痰止咳、退熱清心及解瘡毒、酒毒的功效；枸杞子則能明目，提高機體免疫力。可補氣強精，滋補肝腎、抗衰老、降低血壓等。

桑菊杏仁茶
質潤，甘甜可口

杏仁　　　桑葉　　　菊花

作法

1　取杏仁、桑葉、菊花各 10 克，白砂糖適量，開水 500 毫升。
2　將杏仁、桑葉、菊花略洗，瀝乾備用。水煮開，放入洗好茶材，繼續滾煮，加入白砂糖調勻，過濾後即可。

功效解析

杏仁是滋補平喘良藥，有甜苦之分。苦杏仁諮詢醫師後方可作為藥用，甜杏仁則為食材；皆有潤肺潤腸通便、滋補、平喘的作用。平時常食可潤肺，讓皮膚柔嫩光澤。但為避免肥胖，不宜過量。

百合紅棗茶
紅棗甜香，質潤可口

百合乾　　　紅棗

作法

取百合乾品 20 克（或鮮百合 50 克），先浸泡一段時間煮沸，加入紅棗 20 顆、白糖少許，同煮備服。

功效解析

百合能潤肺、清心安神，而紅棗補益氣血、養心安神、健脾益胃。故本茶具有養陰潤肺、安心寧神的作用。

麥冬茶
味甘甜，帶有烏梅的酸

麥冬　　　知母　　　烏梅　　　甘草

作法

取麥冬（或者北沙參、玉竹5克）9克，知母、烏梅、甘草各6克，研成粗末，煮茶水1000毫升，冷卻後當茶喝。

功效解析

麥冬養陰生津、潤肺清心，知母以為滋陰潤燥的佳品，加上生津止渴的烏梅，本茶飲所用茶材均為滋陰養陰之品，可共奏滋陰潤肺之功。

清燥潤肺茶
味甘甜

麥冬　　　桑葉　　　百合　　　雪梨

作法

取麥冬15克、桑葉12克、百合20克、雪梨1個，水煎或熱開水泡服。

功效解析

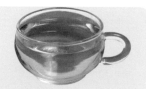

麥冬潤肺清心、養陰生津；而桑葉清肺潤燥、清肝明目；百合則潤肺止咳、清心安神及補中益氣。故本茶共奏養陰清燥、潤肺止咳之效。適用於肺燥熱所致的乾咳、口乾、咽燥、尿黃、便乾等。

菊花枸杞麥冬飲
花香濃郁，提神醒腦，甘甜質潤

菊花　　　枸杞子　　　麥冬

作法

取菊花15克、枸杞子30克、麥冬8～15顆，加入熱開水悶泡5分鐘。

功效解析

菊花味甘苦，性微寒，能散風清熱、清肝明目和解毒消炎；枸杞子性味甘平，無毒，滋補作用佳，補腎益精、養肝明目、潤肺燥、養血；麥冬養陰生津，潤肺清心。故此茶飲可滋陰潤肺。

補氣補血飲，治療虛症

氣為推動和調控臟腑生理活動的動力。氣的根本在腎而統於肺脾。在表則護衛皮毛，充實腠理，使人有抗邪能力；在內則導行血脈，升降陰陽，周流一身。故氣充則強、氣少則虛，氣順則平、氣逆則病。但凡是七情和冷熱等刺激，均能影響及氣而發生病變，故不論外感內傷都有氣的病理現象，因有「百病皆生於氣」的說法。症狀多為言語音低，呼吸短促微弱，神疲肢倦，懶於行動，自汗，胸悶，脫肛，滑泄不止，平時易於感冒及血失統攝。

血為構成人體和維持人體生命活動的基本物質之一，循行體內，營養周身。如有虧乏、凝滯、妄行均為病症。造成血病的原因，或由冷熱刺激，或由思慮和疲勞過度，或久病耗損，或跌僕刀傷，流血過多。症狀表現為心悸，失眠，頭暈，目眩，脫髮，面色蒼白，爪甲不華，肌膚乾清枯裂，形體消瘦，大便難解，婦女月經量少或經閉，舌質淡白，脈象細弱。

氣屬陽，有溫煦功能；血屬陰，有滋養作用。它們之間的密切關係可概括為「氣為血之帥」「血為氣之母」。以下為氣與血之關係詞：

氣能生血	是指在血的生成過程中，氣的氣化作用非常重要。
氣能行血	血的運行，有賴於氣的推動。主要依靠心氣的推動，肺氣的宣發肅降，肝氣的疏泄調達。氣行則血行，氣滯則血瘀。
氣能攝血	血在脈中運行而不溢出脈外，主要依靠氣對血的固攝作用。
血為氣母	包括血能行氣和血能載氣。 血能行氣：血為氣的功能活動提供營養。 血能載氣：血為氣的載體，氣存於血中，靠血運載達到全身；二是由於氣的活力很強，易於逸脫，所以必須依附於血和津液而存在於體內。

氣血陰陽之間協調平衡，生命活動才得以正常進行。故養生注重氣血同時調節。紅棗、桂圓、黨參、人參、西洋參、黃耆、白朮、紅糖、白果、枸杞子等均為人們常吃的補氣養血、滋補腎臟的食品，將它們互相搭配，就成了非常好的益氣補血的茶飲方。

玫瑰桂圓紅棗茶
味道甘甜，質潤，帶玫瑰香

玫瑰花　　桂圓　　紅棗

作法

取玫瑰 3 ～ 5 朵、桂圓 3 ～ 5 顆、配上幾顆紅棗，用熱水悶泡。

功效解析

> 桂圓補血安神、不養心脾及健腦益智；而紅棗補血寧心、健脾益胃，玫瑰則通經活絡、疏肝理氣；合用可雙補氣血。

參棗益生茶
人參特殊香氣，甘甜可口

黨參　　紅棗

作法

人參（黨參、西洋參均可）10 克、紅棗 8 ～ 10 顆（最好去核），熱開水泡服。

功效解析

> 人參具有補元氣、安神生津的作用，是補氣佳品，對於缺乏鍛煉而氣虛的女性最為適宜。而紅棗可補氣養血、健脾益胃及安神。合用能補養身體，滋潤氣血。

補氣補血茶
味甜，口感好，有黃耆特殊香氣

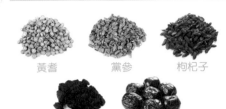

黃耆　　　　黨參　　　　枸杞子

桂圓　　　　紅棗

作法

取黃耆2～3片、枸杞子1小茶匙、黨參3根、紅棗數顆、桂圓5～10顆，煮水或熱開水泡悶10分鐘飲用。

功效解析

黃耆氣微溫，氣薄而味淡，可升可降，專補氣；黨參補中益氣；枸杞子補腎益精、補血安神；紅棗、桂圓均補血寧心，故本茶可雙補氣血，益氣養血。

氣血雙補養生茶
略帶藥氣，味道甘淡

黃精　　　　黃耆　　　　枸杞子　　　西洋參

作法

取黃精、黃耆、枸杞子、西洋參各5克，水煮或直接熱開水泡服。

功效解析

西洋參補氣養心安神，枸杞子滋補肝腎、補氣強精及明目。黃耆有「小人參」的美譽，被李時珍稱之為「補藥之長」。它可以補養五臟六腑之氣，氣為血之帥，血為氣之母，黃精既補氣又補血，補諸虛填精髓有奇效。

桂圓薑棗茶
生薑氣味濃，甘甜稍帶辛辣

生薑　　　　紅棗　　　　桂圓

作法

生薑切片5～8片，紅棗、桂圓8～10顆，熱開水悶泡片刻即可飲用。

功效解析

生薑性味辛溫，有和胃止嘔、散寒發汗、化痰止咳等多種功效，故平時經常飲用補血益氣，養血安神。而桂圓和紅棗均可補血養血，寧心安神。故該茶飲共奏健脾益氣、養血安神的作用。

祛火除熱飲，清熱消腫痛

中醫祛火是指除去體內的火氣，「氣有餘便是火」。凡身體出現了紅、腫、熱、痛，口苦咽乾，噩夢煩躁等症狀，就可以稱謂「上火」。火分虛火和實火，正常人體的陰陽平衡，陰正常而陽過亢為實火；陰不足而相對顯得陽過亢，稱為虛火。外火可源於氣候食物，內火多由情致而來。

中暑最為常見，通常是在溫度過高、缺水、悶熱的環境下待的時間過長，體溫也升高，是一種典型的外感火熱症。一般內生的火熱比外感火熱多，比如現在人的壓力變大、經常熬夜、吃辛辣食物等，內生火的因素比以前要大。很多人認為上火是小毛病，吃點藥或者自我調節一下就可。雖然其實上火有的情況下比較輕微，可自己調節，但對於特殊人群，如老年人或有基礎疾病如心血管疾病者，還是應注意。

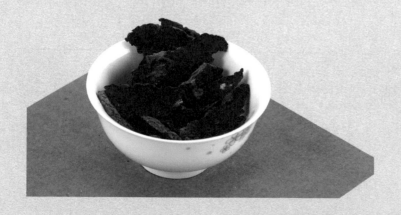

雙花茶
茶氣清香，甘甜可口

金銀花　　菊花　　山楂　　蜂蜜

作法

1 取金銀花 50 克、菊花 50 克、山楂 50 克、蜂蜜少許。

2 將茶材一同放入鍋中，加水 2000 毫升煎煮 30 分鐘後，濾汁。再加水煮一次，再濾汁，置於火上加熱，燒至微微沸騰後放涼，加入少許蜂蜜後飲用。

功效解析

此三味合用可清熱去火，降脂瘦身，非常適合久坐辦公室一族飲用。金銀花自古被譽為清熱解毒的良藥，性甘寒氣芳香，甘寒清熱而不傷胃。菊花對口乾、火旺、目澀，或抽風、寒、濕引起的肢體疼痛、麻木的疾病均有一定療效。山楂則能防治心血管疾病，具有擴張血管、強心、增加冠脈血流量、改善心臟活力、降低血壓和膽固醇、軟化血管及利尿和鎮靜作用，還能防治動脈硬化，防衰老，抗癌。

潤肺祛火茶
氣味醇厚，甜中微苦

沙參　　麥冬　　玄參

作法

將沙參 6 克、麥冬 9 克、玄參 6 克加水 4 碗，以小火煮 25 分鐘後飲用。

功效解析

此三味合用可以改善肺火大、燥咳、喘咳、虛熱、肺結核、慢性支氣管炎，有滋陰潤肺、解熱鎮咳的功效。此茶飲除了改善咳嗽症狀外，還可調整氣色。每天飲用，至症狀改善後再停止。

清心祛火茶
苦中有甘，清香宜人

   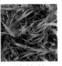

乾百合　　蓮子心　　淡竹葉

作法

取乾百合 9 克、蓮心 1 克、淡竹葉 6 克加水 4 碗，以小火煮 25 分鐘，涼後代茶飲。

功效解析

此三味合用可以清心火，除煩熱，除虛熱，治療口舌生瘡，安神，利尿，消炎。

清胃祛火茶
味道微苦

石斛　　生地　　麥冬

作法

將石斛 3 克、生地 3 克、麥冬 3 克放入杯中加入開水沖泡後，悶片刻即可飲用。

功效解析

此三味可以消胃火、改善嘔吐，治療反胃、口臭。對於口乾舌燥、胃炎、便祕及胃熱，有清涼滋潤的作用。口臭的原因很多，除了常被認為是因為火氣大（也就是肝火過盛）之外，腸胃功能異常、口腔疾病也都是造成口臭的原因。每天飲用，直到症狀消除即可停止，飯後 30 ～ 60 分鐘飲用為佳。

清肝祛火茶
苦中有一絲涼意

  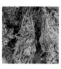

薄荷　　決明子　　茵陳蒿

作法

決明子 6 克、茵陳蒿 6 克、薄荷 3 克放入杯中，熱水沖泡即可。

功效解析

此三味合用可以清肝明目、利水通便。肝火旺盛時，眼睛腫痛發澀，血壓也容易出現波動，若同時有煩躁易怒、口苦便乾等症狀，多屬實火，可喝此茶進行調理。祛火不傷身，是祛火茶飲的重要原則，但對脾胃虛實病人有副作用，應根據情況調整用藥。

活血化瘀飲，維持血脈通

活血化瘀，是指用具有消散作用或能攻逐體內瘀血的藥物治療瘀血病症的方法。有通暢血脈、消散瘀滯、調經止痛的作用。適用範圍很廣，如瘀阻於心所致的胸悶心痛、口唇青紫。瘀阻於肺所致的胸痛咯血，瘀阻於肝所致的脅痛痞塊，瘀阻於子宮所致的小腹疼、月經不調、痛經；瘀阻於肢體所致的局部腫痛青紫；瘀阻於脈絡所致的半身不遂等。因此活血化瘀後可使皮膚潤澤，緩解痛經，益氣豐胸。活血化瘀常同補氣、養血、溫經散寒、清熱、行氣、攻下等治法配合使用。活血化瘀的茶飲可以起到一種綜合調理作用，可調整臟腑功能、疏通血脈、消除疼痛，使病變部位恢復正常。

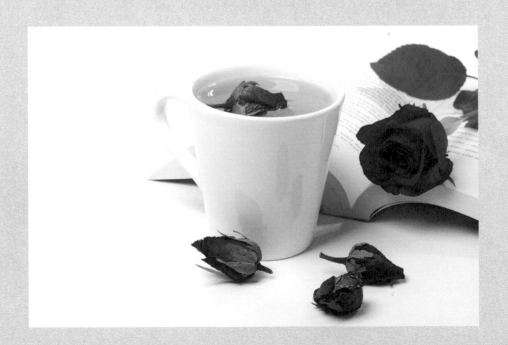

當歸紅棗紅花茶
甘甜可口

當歸　　　紅花　　　紅棗

作法

取當歸 12 克、紅花 9 克、紅棗 30 克，當歸紅棗先用水煎成茶，再將紅花泡入。

功效解析

當歸具有補血活血、調經止痛、潤燥滑腸的作用；紅棗可補氣養血安神；紅花可以活血鎮痛，抗疲勞。三味合用可以活血化瘀，鎮痛調經。適用於頭暈眼花，疲倦無力，面色萎黃，心悸失眠，痛經閉經，跌打損傷。

丹參砂仁飲
氣味幽香，味道微苦

丹參　　　砂仁　　　檀香屑

作法

1　丹參 15 克、砂仁 3 克、檀香屑 1.5 克，研成粗末，各取 20 克。
2　放熱水瓶中，旋緊瓶塞，10 ～ 20 分鐘後代茶飲用。每日 1 ～ 2 劑。

功效解析

此三味具有理氣、活血、止痛的功效，對於氣滯血瘀所致的心、胸、胃脘痛（痛有定處，呈發作性），舌淡紫或有瘀斑，脈弦澀等症狀有一定效果。丹參活血化瘀，血隨氣行，氣行則血行，加檀香、砂仁氣血相引，相得益彰。

月季玫瑰茶
茶湯紅豔，氣味芬芳，味道甜中微苦

月季花　　　玫瑰花

作法

將月季花 3 克、玫瑰花 3 克放入杯中，沸水沖泡成茶飲用。

功效解析

月季花可通絡活血止痛，對於跌打損傷、月經不調、血瘀痛經有一定療效。玫瑰花理氣止痛，活血散瘀，對肝胃氣痛有很好效果。此二味合用，能活血化瘀、行氣止痛，對於月經不調、經期腹痛者有相當好的輔助治療作用。

山楂益母茶
酸中帶甜

山楂

益母草

綠茶

作法

1 將山楂 30 克、益母草 10 克、綠茶 5 克，共研粗末。

2 每日取 50 克放暖水杯中，沖入沸水，蓋悶 10 分鐘代茶飲。

功效解析

此三味合用可以活血，消食積，清心神，對治療冠心病也有一定的療效。山楂以行瘀破血、化食積見長。動物實驗證明，山楂可使血管擴張，冠狀動脈血流增加，血壓下降，久服還有降低膽固醇的作用。此外還能強心、促進消化和抑菌。益母草屬活血化瘀藥，與山楂配合後，可因作用相同而相得益彰，再加上綠茶，治心血瘀阻，療效較好。

川芎赤芍茶
味道微苦

川芎

赤芍

作法

川芎 6 克、赤芍 6 克放入杯中，開水沖泡即可。

功效解析

川芎辛溫香燥，走而不守，既能行散，上行可達巔頂；又入血分，下行可達血海。活血祛瘀作用廣泛，適宜瘀血阻滯各種病症；祛風止痛，效用甚佳，可治頭風頭痛、風濕痹痛等症。赤芍行瘀、止痛、涼血、消腫，主治瘀滯經閉、疝瘕積聚、腹痛、腸風下血、目赤等。二味合用，活血化瘀效果增強。

防衰抗老飲，青春永常駐

衰老是生物隨著時間的推移，自發的必然過程，是複雜的自然現象，表現為結構和功能衰退，適應性和抵抗力減退。衰老的早期表現為精力不旺、體力透支、萎靡不振、易疲勞、記憶力下降、易感冒、睡眠不好、食慾缺乏、皮膚黯淡無光、出現色斑、免疫力下降。因此採取有效的抗衰老方法十分必要。下文介紹的茶飲含有抗氧化、抗癌、抗衰老的成分，具有增強免疫力、促進造血紅細胞生長、防止人體動脈及骨骼關節硬化、促進新陳代謝等功能。常飲用可有效延緩衰老，美容養顏，青春常駐。

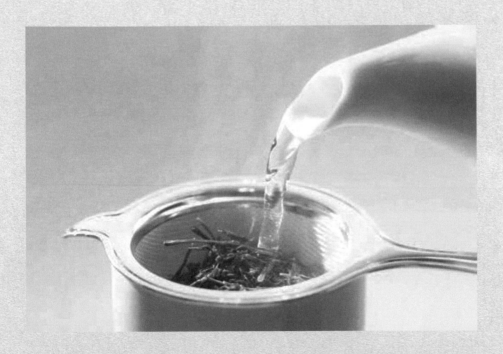

雪蓮烏梅汁
氣味芬芳，酸甜可人

烏梅

雪蓮花

作法

取烏梅數顆放入水中，小火煮 40 分鐘，加入雪蓮花、白糖，浸泡片刻，放涼即可。

功效解析

烏梅含有豐富的維生素 B₂、鉀、鎂、錳、磷等，為優秀抗衰老食品。而雪蓮具有滋陰壯陽、活血通經、暖宮散瘀、祛寒除濕、止血消腫、延緩衰老、排毒養顏等功效，對肌膚又有極好的抗氧化作用，且能促進細胞分裂及再生，加快膠原蛋白的合成功能，使皮膚恢復原有彈性，面色紅潤，最終達到改善皺紋的效果。

絞股藍茶
苦中帶甜

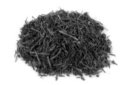
絞股藍

作法

絞股藍 9 克煎水代茶飲。一日 2 ～ 3 次。

功效解析

絞股藍茶為理想的滋補延壽類藥茶。其功能可強心安神，降脂，抗癌，擴張血管。性寒、味甘，有益氣、安神、降血壓之功效，民間稱其為「神奇的不老長壽藥草」。此外，絞股藍還有降血脂、降血壓、降血糖、鎮靜、延長細胞壽命及增強抵抗力治療虛症、抗衰老與美潤皮膚等多種功效。除具有人參的功效外，還有人參不具備的多種作用，且沒有人參過量服用的反應以及任何其他毒副作用。

二子延年茶
紅色茶湯，味道酸甜

枸杞子

五味子

作法

將枸杞子 6 克、五味子 6 克放入杯中，開水沖泡即可。

功效解析

枸杞子可養肝，滋腎，潤肺。治療肝腎虧虛，頭暈目眩，目視不清，腰膝酸軟，虛勞咳嗽等；五味子能斂肺，滋腎，生津，收汗。治療肺虛喘咳，口乾作渴。此二味合用可滋補強壯，提高免疫力，補腎益精，養肝明目，生津，延年益壽。

黃耆茶
苦中帶甜

黃耆　　　　　　　紅棗

作法

取生黃耆 60 ～ 90 克、紅棗 30 克。水煎 30 分鐘後飲服，反覆煎泡代茶。

功效解析

其功能補氣升陽，固表止汗，利水退腫。黃耆性溫補、食滯、濕阻、口乾唇燥、發熱、咯血者宜慎用。紅棗可以補中益氣、養血安神。用於脾虛食少、乏力便溏、婦人臟躁。此二味合用可以益氣生津，補血美容，有效延緩衰老，減少皺紋產生。

何首烏補血茶
味道微苦

何首烏　　　　桑寄生　　　　黃精

作法

何首烏 20 ～ 30 克、桑寄生 20 克、黃精 10 克，煎湯代茶飲。

功效解析

此三味合用可以起到延緩衰老，益氣補血。此茶可補精益髓，益氣血，烏鬚髮。凡肝腎不足，腰膝軟弱，血虛頭暈，鬚髮早白等症皆可服用；冠心病、可疑冠心病和高血脂者經常代茶飲用；桑寄生補肝腎，強筋骨，祛風濕，安胎，主治腰膝酸痛、筋骨痿弱、肢體偏枯、頭痛目眩；黃精補氣養陰，健脾，潤肺，益腎。

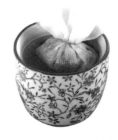

防治動脈硬化飲，保護動脈壁

動脈硬化是動脈的一種非炎症性病變，會使動脈管壁增厚、變硬、失去彈性、管腔狹小。中醫將血液的高凝狀態、血栓形成、血管壁受損、脂斑形成，有包塊刺痛，舌質青紫等視為血瘀症。而脂質代謝異常是導致動脈硬化形成的重要因素，中醫將高脂血症歸屬為痰濁症。所以採用活血化瘀、化痰降脂、利水滲濕等方法治療。下面介紹的茶飲大多具有使血清高密度脂蛋白膽固醇水平提高、低密度脂蛋白膽固醇水平降低，血過氧化物含量降低，升高血清中血管內皮舒張因數、超氧化物歧化酶水平，降低內皮素、血漿脂質過氧化物活性水平，拮抗血小板黏附、聚集和血栓形成，保護動脈壁和擴張血管的作用。這些作用都有利於拮抗動脈粥樣硬化。

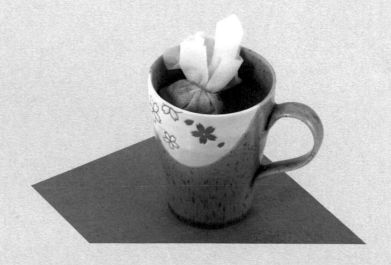

女貞子飲
甘甜微澀

女貞子

菊花

蜂蜜

作法

1 取女貞子 20 克、白菊花 10 克、蜂蜜 1 茶匙。
2 將女貞子、白菊花放入鍋中，加水適量，小火煎煮 30 分鐘，去渣取汁，調入蜂蜜即可。

功效解析

動脈硬化者多屬肝風內動，本方中女貞子滋補肝腎，益陰血，清虛熱，烏鬚明目，白菊花性寒入肝經，能清熱平肝，兩者合用共奏平肝和陰之效，蜂蜜調和藥性。常喝有助於預防心腦血管動脈硬化疾病，更能護眼護肝。注意：脾胃虛寒及腎陽不足者禁服。脾胃虛寒泄瀉及陽虛者忌服。

黑木耳茶
味道較重，可添些蜂蜜

黑木耳粉

作法

把黑木耳粉 10 ～ 15 克（2 茶匙）加溫開水 1 杯，一日 3 次，飯前 30 分鐘喝。

功效解析

黑木耳具有益氣強身、滋腎養胃、活血等功能，它能抗血凝、抗血栓、降血脂，降低血黏度，軟化血管，使血液流動順暢，減少心血管疾病發生。黑木耳中含有一種抑制血小板聚集的成分，可降低血黏度，使血液流動暢通。中老年人經常吃黑木耳可預防腦血栓和心肌梗塞，利於防治高脂血症、動脈硬化和冠心病。黑木耳還能抗脂質過氧化，讓人延年益壽。

紅雪茶
清香回甘，微苦

紅雪茶

作法

可用開水沖泡飲用，每次 1 ～ 3 克，泡至紅葡萄酒色，葉體形如珊瑚綻開時即可飲用。

功效解析

紅雪茶能降低血液中的甘油三酯和對人體有害的低密度脂蛋白和超低密度脂蛋白的含量，提高對人體有益的高密度膽固醇（HDL）含量，並促進膽固醇和脂類化合物從糞便中排除。降低膽固醇和中性脂肪在血液和肝臟中積存。十分適合高血壓、冠心病、肥胖症、神經衰弱等症患者。

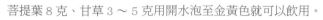

菩提葉甘草茶
高雅香甜

甘草　　　　菩提葉

作法

菩提葉 8 克、甘草 3 ～ 5 克用開水泡至金黃色就可以飲用。

功效解析

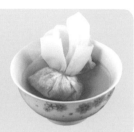

菩提葉可讓人鎮定心情，稍帶甜味的高雅香味彷彿能喚起遙遠的
記憶。花中含有生物類黃酮，能夠降血壓，預防動脈硬化。有助
於排出體內的廢棄物。也可當成瘦身妙方，對於體內淨化非常有
效，能降血壓及清除血脂，防止動脈硬化，排除體內毒素，並能
幫助消除黑斑與皺紋。菩提葉對失眠有神奇療效，能讓情緒穩定，
抑制貪吃、嘴饞的欲望。長期飲用可有效控制血脂血壓平衡。

山楂胡頹子茶
酸甘微澀

山楂　　　新鮮胡頹子

作法

新鮮胡頹子 15 克（或乾品 19 克）、山楂 5 克，加入水 800 毫升煮開，濾水做茶飲用。

功效解析

本方取山楂消食，胡頹子收斂止瀉。二者又均對腸道致病菌有一定抑制作用。用於飲食
積滯，消化不良，少食腹瀉，或腸炎、痢疾之輕症。胡頹子屬植物中主要化學成分有精
油、萜類、生物鹼、黃酮等。藥理活性主要有降血糖、降血脂、抗脂質氧化、抗炎鎮痛、
增強免疫力等。山楂消食和胃，並能疏通血管，促進新陳代謝。常喝不但能調整胃腸道
功能，更能有效降血脂，預防動脈硬化。

增強免疫力飲，預防患疾病

免疫力是人體自身的防禦機制，是人體識別和消滅外來侵入的任何異物（病毒、細菌）；處理衰老、損傷、死亡、變性的自身細胞及識別和處理體內突變細胞和病毒感染細胞的能力。內經中有云：正氣存內，邪不可干；邪之所湊，其氣必虛。因此，中醫增強免疫力的方法就是調節身體陰陽平衡，益氣養神，健脾補腎，延年益壽。

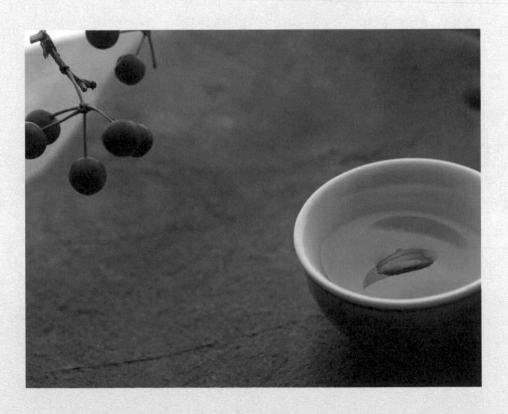

西洋參茶
甘苦味濃

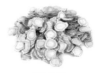
西洋參

作法

西洋參切片用熱開水浸泡飲用。

功效解析

> 西洋參中的皂苷可增強中樞神經，達到靜心凝神、消除疲勞、增強記憶力等作用，適用於失眠、煩躁、記憶力衰退及老年癡呆等症狀。西洋參的功效可調節血壓，有效降低暫時性和持久性血壓，有助於高血壓、心律失常、冠心病、急性心肌梗死、腦血栓等疾病的康復。並提高免疫力抗腫瘤，是為補氣的保健首選藥材，有效抵抗癌症。

沙棘茶
酸甜可口

沙棘花果

作法

沙棘花果 6 克放入杯中，加入適量開水沖泡。

功效解析

> 沙棘味酸，澀，性溫；止咳化痰，健胃消食，活血散瘀。主咳嗽痰多，肺膿腫，消化不良，食積腹痛，胃痛，腸炎，閉經，跌打瘀腫。沙棘能增強體力，開胃潤腸，飲食爽口，促進消化，因此，沙棘能顯著提高人體的免疫功能。在西藏醫藥中，喇嘛稱沙棘果為包治百病的「靈丹妙藥」。

蜂蜜蘆薈茶
甜中微苦

蘆薈　　　　蜂蜜

作法

將乾燥蘆薈 1 茶匙，用滾燙開水 1 杯沖泡，悶約 10 分鐘後即可。可酌加蜂蜜飲用。

功效解析

> 蘆薈苦寒降泄，既能瀉下通便，又能清肝火，除煩熱。治熱結便祕，兼見心、肝火旺，煩躁失眠之症。蘆薈茶可治療多種腸胃疾病，用於多種細菌感染性疾病，可改善心血管系統功能，治療糖尿病，並對痤瘡有較好療效。

紫河車茶
甜中帶鹹

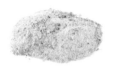

紫河車

作法

取紫河車粉 5 克沖水口服。

功效解析

紫河車即胎兒分娩後留下的胎盤，其成分較複雜。胎盤球蛋白製品中含有多種抗體，有補腎益精，益氣養血之功。《本草拾遺》言其「主氣血羸瘦，婦人勞損，面黯皮黑，腹內諸病漸瘦悴者」。

五加皮茶
苦中帶甜，舌頭稍麻

五加皮

作法

取五加皮 6 克放入杯中，加開水沖泡即可飲用。

功效解析

可祛風濕、補肝腎、強筋骨、活血脈，現代研究其含多種糖類、氨基酸、脂肪酸、維生素 A、B_1、B_2 及多量的胡蘿蔔素，另含有芝麻脂素、固醇、香豆精、黃酮、木栓酮、非芳香性不飽和有機酸及多種微量礦物質等，可預防壓力所致疾病及抵抗疲勞和恢復精力，其抗疲勞功效較人參顯著。

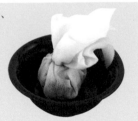

排毒美顏飲，無毒一身輕

毒素是一種可以干預正常生理活動並破壞機體功能的物質。內在毒素如：自由基，宿便，膽固醇，脂肪，尿酸，乳酸，水毒和瘀血。現代社會生活節奏快，沒有規律的飲食，使得很多白領一族的體內都藏了大量的「毒」，排毒，成為很多女性的健康口號。中醫排毒是指在中醫理論的指導下，通過各種方法把毒素排出體外，以達到輕身養顏的功效。下面介紹的茶飲具有調節腸胃功能的獨特功效，能促進腸子蠕動和調理功能，對便祕有顯著功效。還能調節酸堿平衡，保持體液弱鹼性，特別是對中和血液的酸毒很有效果。消除疲勞、增加活力，無毒一身輕。

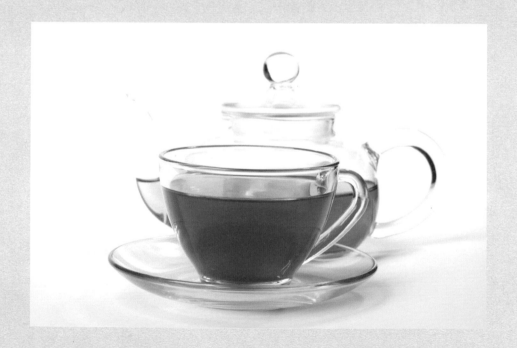

菊花百合牛蒡茶
清香甘甜

菊花　　　百合　　　牛蒡

作法

將菊花、百合、牛蒡適量投入杯中，熱開水沖服。

功效解析

菊花具有清熱解毒，清肝明目的作用；百合滋陰潤肺，清心安神；牛蒡能清熱解毒，利尿排膿，促進新陳代謝與血液循環、抗衰老。三味合用能清理血液垃圾，促使體內細胞的新陳代謝，排出體內毒素，防止老化，使肌膚美麗細緻，消除色斑、黑褐斑等。

桑葉桑葚茶
茶葉香，味道甘甜

桑葉　　　烏龍茶　　　桑葚

作法

1 將桑葉、烏龍茶用水洗淨，以熱開水 500 毫升沖泡 5 ～ 10 分鐘後，過濾茶汁。
2 桑葚壓碎，包入棉布袋中，用手擠出汁液。將擠出的桑葚汁倒入作法 1，再加少許蜂蜜調勻。

功效解析

桑葉具有清熱解毒作用，可改善因身體內熱引起的頭疼、眼睛紅腫、口渴等症，還能養顏美容，使頭髮更有光澤。這三味合用可以有效排除體內毒素，一身輕鬆，還可以美容養顏，使氣色更好。

車前子茶
甜中微苦

車前子

作法

取車前子 100 克、白糖適量，煎湯代茶，每日 1 杯。

功效解析

車前子可利水通淋、清熱除毒、清肝明目，還可以祛痰、止瀉。具有消水腫、清胃熱的功效，可治療膀胱炎、尿道炎。它不僅具有滋潤的功效，還能排除毒素，被稱為「腸道的清道夫」。

艾草茶
清香甘甜

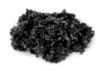

艾草

作法

將艾草放入水中，煮開後，再以小火煮一會兒即可。

功效解析

艾草有調經止血、安胎止崩、散寒除濕之效。治月經不調、經痛腹痛、流產、子宮出血、根治風濕性關節炎、頭風、月內風等。現代實驗研究證明，艾葉具有抗菌及抗病毒作用；平喘、鎮咳及祛痰作用；止血及抗凝血作用；鎮靜及抗過敏作用；護肝利膽作用等。艾草茶可以排出我們身體裡多餘的水分，從而達到消腫的作用。同時，艾草茶還可利尿解毒，長期減肥不成功的人不妨喝艾草茶試試看。

蜂蜜柚子茶
氣味芬芳，甘甜好喝

蜂蜜　　　柚子肉

作法

柚子肉浸泡在蜂蜜中 10 天左右（柚子肉和蜂蜜的比例大概為 1:3）。加入適量溫開水沖服。

功效解析

柚子具有健胃、潤肺、補血、清腸、利便等功效，可促進傷口癒合，對敗血病等有良好的輔助療效。常食還能降血壓，降低血液膽固醇。蜂蜜對於心臟病、高血壓、肺病、眼病、肝臟病、痢疾、便祕、貧血、神經系統疾病、胃和十二指腸潰瘍病等，都有良好的輔助醫療作用。也適合在經期想要瘦身的女性。

養顏護膚飲，變白變美麗

中醫養顏是在中醫理論和有中國特色的人體美學理論指導下，研究損容性疾病的防治和損容性生理缺陷的掩飾和矯正，以達到防病健身、延年駐顏、維護和創塑人體神形之美為主要目的的行為。中醫養顏，包括藥物內服、外用，食物、按摩、推拿、針灸、氣功、鍛煉、情志、沐浴等多種方法。而飲用養顏茶方便易行，效果顯著，是中醫養顏的好方法。當皮膚冒出痘痘以及長出斑點、膚色暗黃、沒有光澤時，就適宜用養顏茶飲來調理一下了。

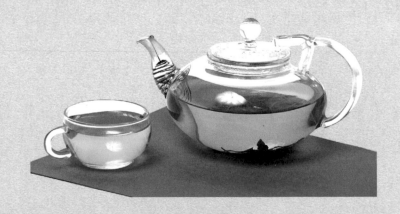

三花美人湯
氣味芬芳，入口微甜

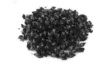
玫瑰花

桃花

牡丹花

作法

牡丹花、玫瑰花、桃花各 5 克，放入杯中，開水沖泡即可。

功效解析

牡丹花美白祛斑，養血和肝，散鬱祛瘀；玫瑰花具有涼血、養顏、改善皮膚乾枯、助消化、祛脂肪的功效；桃花能擴張血管，疏通脈絡，潤澤肌膚。三味合用可以改善血液循環，促進皮膚營養和氧供給，使促進人體衰老的脂褐質素加快排泄，防止黑色素在皮膚內慢性沉積，美白祛斑，養顏美膚。

當歸紅棗茶
味道甘甜，茶湯黃紅

當歸

紅棗

作法

當歸 10 克、紅棗 2 顆，均切成薄片，加入沸水沖泡，悶 10 分鐘。

功效解析

當歸紅棗茶能有效預防眼睛疲勞、健脾養肝、益氣補血、使面色紅潤等功效。當歸具有養血活血潤燥的功效，紅棗具有補脾養血安神的功效，此二味合用對貧血、皮膚粗糙暗淡、嘴唇顏色淡、睡眠不好的人均有一定調養作用。

何首烏黑芝麻糊
氣味醇香，口感甘甜

何首烏

黑芝麻糊

作法

將何首烏研成粉末，每次取 1 小茶匙，放入黑芝麻糊中一起沖調飲用。

功效解析

何首烏具有滋陰養血、潤腸通便的功效，是治療鬚髮早白的要藥；芝麻味甘、性溫，有補血、潤腸、通乳、養髮等功效，適於治療身體虛弱、頭髮早白、貧血、大便燥結、頭暈耳鳴等症狀。常食何首烏黑芝麻糊不光可以令頭髮烏黑，還可以令皮膚光滑、少皺紋，膚色紅潤白淨，更可以治便祕。

薔薇百合月桂茶
氣味清香，入口甘甜

乾百合　　　　薔薇果　　　　月桂葉

作法

1　取薔薇果 5 克、乾百合 10 克、月桂葉 2～3 片。

2　將三味茶材放入茶壺，加入熱開水沖泡，加入適量蜂蜜或冰糖即可飲用。

功效解析

> 薔薇果，含有豐富的維生素 C，具有養顏美容的功效，使氣色光采紅潤、調節生理功能、減少疲勞感。百合花具有潤肺、清火、安神的功效。月桂葉有抗病毒作用，健胃理氣。若經常感覺眼睛又乾又澀、布滿血絲，一定要試試這道茶。

美白養顏茶
清純淡雅，酸甘相容

白芍　　　　　白朮　　　　　茯苓

作法

將白芍、白朮、白茯苓切片，各取 5 克，放入杯中，沸水沖泡後悶 10 分鐘。

功效解析

> 此三味具有補氣益血、美白潤膚的功效。此茶適用於氣血虛寒導致的皮膚粗糙、萎黃、黃褐斑、色素沉著等。中醫認為人的皮膚光澤與否和臟腑功能有密切關係，若臟腑病變，氣血不和則皮膚粗糙，面部生斑。因此，此茶從調和氣、調理五臟的功能入手，從而美白祛斑。白芍、白朮和白茯苓是傳統的潤澤皮膚、美白的藥物，在中醫理論中，白芍味甘、酸，性微寒，有養血的作用，可以治療面色萎黃、面部色斑、無光澤。白茯苓味甘、淡，性平，能祛斑增白。

全方位對症飲

對症喝茶，調理身體

 電腦皮膚症候群

經常使用電腦或者長時間在電腦前忙碌工作的人，會發現自己的皮膚越來越糟，出現臉色灰暗或發黃，皮膚乾燥或搔癢、脫皮，毛孔粗大，長痘或出現色斑、黑眼圈，皮膚老化，紅血絲、出油、毛囊炎等症狀，這就是我們所說的「電腦皮膚」。

由於電腦在開機狀態會產生靜電，使螢幕表面吸附許多空氣中的粉塵和汙物，這些汙物落在皮膚上，使皮膚長痘。同時，汙物也吸附了肌膚表層的水分，使表皮脫水。

中醫對此認為：人體臟腑器官、四肢九竅、皮毛骨骼均是以五臟（即心肝脾肺腎）為中心構成一有機整體。五臟氣血盛衰，直接關係到面容的榮枯。五臟通過經絡、陽氣將血液及津液運送和散布到達體內外，以滋潤營養皮膚，抗禦外邪侵襲，從而保持面部潤澤，容貌不枯。氣血是指構成人體和維持生命活動的最基本物質之一，對人體各臟腑組織起著營養、滋潤、防禦等作用，以維持器官的正常生理功能。

而辦公室的白領工作忙碌，思慮過度，熬夜加班時更是常有的事情，這些都會導致陰血暗耗，「血為氣之母」，陰血不足相應影響氣的化生，最後致使陰陽不調，氣血虧虛。故針對「電腦皮膚」，中醫通過益氣

補血、調理陰陽、活血通絡方法達到美容潤膚。

值得注意的是，皮毛顏面與外界接觸最為密切，外邪入侵人體首先殃及皮毛。中醫認為外感邪氣首推「六淫」。六淫之中以風邪、熱邪為長，對顏面部的美容損害也是最大的，易化毒入血，使血分熾熱，導致許多損容疾病的發生。因此，祛風清熱、涼血解毒是中醫美容的一個重要原則。

辦公室一族工作壓力、競爭形勢不容忽視，如果不能調節心理，就會容易情志不遂，出現肝鬱氣滯，氣血失和。故防治「電腦皮膚」也需要疏肝解鬱，理氣和解。

對於這些工作中離不開電腦的辦公室人員來說，防治「電腦皮膚」刻不容緩。如何保持亮麗青春的容顏，除保持良好的坐姿和多吃富含維生素的水果蔬菜外，建議平時辦公桌前還可以準備一些美容養生茶。

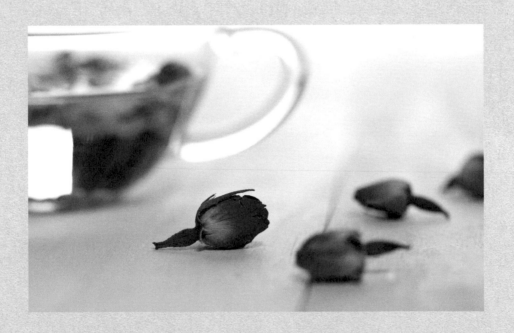

葡萄乾綠茶
清淡甘香

綠茶

葡萄乾

作法

1 取葡萄乾 100 克、砂糖適量、綠茶 5 克。
2 綠茶用沸水沖泡，葡萄乾與砂糖加溫開水 60 毫升，與綠茶混飲。

功效解析

此茶可改善因長期面對電腦而產生的皮膚問題，有抗衰老和保持青春活力的功效。

玫瑰花茶
味道清甜，淡淡花香

玫瑰花

冰糖

作法

取玫瑰花蕾 3 ～ 5 枚，75 ～ 90℃的水適量，依個人的口味添加冰糖或蜂蜜，減少玫瑰花的澀味，加強功效。

必須將茶杯先行溫熱，防止溫度迅速下降，使茶香充分飄散。

功效解析

玫瑰花可涼血、養顏，有助改善乾枯皮膚。玫瑰花茶香氣濃烈，還能治療口臭、清新口氣，也有助消化、消脂肪之功效。飯後泡一壺玫瑰茶，能有不錯的瘦身療效。

葡萄柚綠茶
柚香濃郁，飲之酸中帶甜

葡萄柚

蜂蜜

綠茶

作法

1 取葡萄柚 1 顆，綠茶（紅茶亦可）、蜂蜜少許。
2 葡萄柚榨汁，綠茶沖泡約 10 分鐘，兩者調和，用少許蜂蜜調味飲用，每天 1 杯。

功效解析

葡萄柚含有豐富維生素 C、鈣、磷，有助於腸胃道消化及促進新陳代謝，故此款茶飲具有美容養顏、潤膚功效，能改善電腦皮膚，也有減肥的效果。

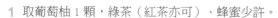

玫瑰山楂茶
馥郁芬芳，酸甜可口

 玫瑰花　 山楂

作法

1 取新鮮玫瑰花朵 7 朵、山楂 15 克，清洗乾淨後，放入快速煮水壺中泡開。
2 盛入玻璃杯中。若覺得山楂滋味太酸，再加入蜂蜜 1 茶匙調勻即可。

功效解析

玫瑰和山楂都富含維生素 C，可以「漂白」肌膚，玫瑰還可排毒、淡化斑點，山楂具有活血散瘀功能，間接幫助肌膚排毒。

三白茶
無氣味，味甘淡

 白朮　 茯苓　 白芍　 甘草

作法

1 取白朮、白芍、白茯苓各 150 克，甘草 75 克，分別研成粗粉末，混合均勻。
2 分別裝入 30 袋小包中，每天取 1 包用沸水沖泡，當茶喝。

功效解析

三白茶可補氣益血、美白潤膚，白芍、白朮和白茯苓是傳統的潤澤皮膚、美白的藥物，它們與甘草同服還可延緩衰老。白芍味甘、酸，性微寒，能養血、治療面色萎黃、面部色斑、無光澤；白朮性溫，味甘、苦，能延緩衰老；白茯苓味甘、淡，性平，能祛斑增白。

粉玫瑰茶
清香甘甜

 玫瑰花　 辛夷花

作法

取粉玫瑰 10 ～ 15 克、辛夷花 8 ～ 12 克，置入茶皿中，加入開水悶 3 ～ 5 分鐘。

功效解析

辛夷花茶有助於新陳代謝，粉玫瑰通經活血，均有助於女性減肥養顏。此茶為潤膚養顏的佳品。

杞菊茉莉花茶
馥郁撲鼻,清香甘甜

枸杞子　　　菊花　　　茉莉花

作法

各取 10 克加入熱水泡 3 ～ 5 分鐘。

功效解析

> 茉莉花性寒、味香淡、消脹氣,味辛、甘,性溫,有理氣止痛、溫中和胃、消腫解毒、強化免疫系統的功效;菊花為常用中藥,能疏風清熱、平肝明目;枸杞子補腎益精,養肝明目,補血安神,生津止渴,潤肺止咳。三花合用可潤澤皮膚,補血增色。

杞菊紅棗茶
茶香清幽,甘甜可口

枸杞子　　　菊花　　　紅棗

作法

各取 10 克,加入熱水悶泡 5 分鐘。

功效解析

> 菊花為常用中藥,能疏風清熱、平肝明目;枸杞子補腎益精,養肝明目,補血安神,生津止渴,潤肺止咳;紅棗健脾益胃,補氣養血安神。共用可補血養顏,滋養皮膚。

珍珠茶
味道淡溜

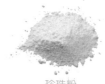

珍珠粉

作法

取成品珍珠粉 3 ～ 5 克,用水沖泡即可飲用。

功效解析

> 珍珠具有安神定驚、明目去翳、解毒生肌等功效,現代研究還表明珍珠在提高人體免疫力、延緩衰老、祛斑美白、補充鈣質等方面都具有獨特的作用。故珍珠粉泡水代茶喝可美白養顏。

百合白果茶
質潤滑口，甘甜清香

百合　　白果　　紅棗

作法

取百合及白果各 15 克、紅棗 5 ～ 10 顆，略洗置入保溫瓶中，加入熱開水悶約 15 分鐘。

功效解析

百合具有潤肺止咳、清心安神、補中益氣、清熱利尿、清熱解毒、涼血止血、健脾和胃的功效；經常食用白果，可滋陰養顏抗衰老，擴張微血管，促進血液循環，使肌膚、面部紅潤，精神煥發，延年益壽，是老幼皆宜的保健食品；紅棗可補氣養血，故該茶飲具有補血養顏，滋潤皮膚的作用。

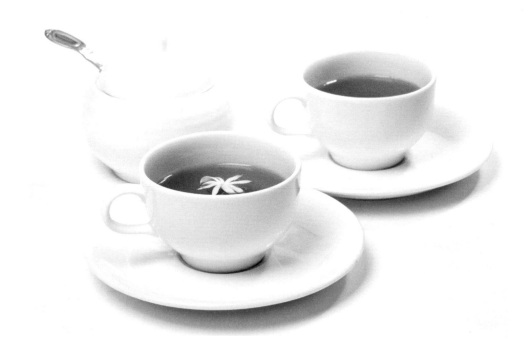

眼睛乾澀

當今社會，「眼乾澀」已成為一種通病，尤其是在乾燥的空調環境中面對電腦辦公，會對眼睛造成不同程度的傷害。研究發現，每天在電腦前工作 3 小時以上的人中，有 90% 以上的人眼睛有問題。乾眼症常見的症狀是眼部乾澀、紅痛、視物模糊，易疲勞、畏光、有黏絲狀分泌物等。

現今社會引起眼睛乾澀的原因大多數是用眼過度，而這當中又以長期對著電腦工作的人為主。電腦操作者在電腦前工作時間過長，視網膜上的視紫紅質會被消耗掉；另一原因長時間盯著螢幕，缺乏正常的眨眼次數，而眨眼可使淚液更好地濕潤眼睛，這就是用眼過度導致眼睛乾澀的原因。煙霧對淚液缺乏的患者幾乎是不能耐受的，因為煙霧本身是空氣中懸浮的粉粒，形成對角膜表面的直接撞擊而產生不適。

對於眼乾澀，中醫認為主要是由於肝血不足兼夾風熱。肝藏血，並開竅於目，而目絡亦需要肝血潤養。長時間的工作忙碌加過度思慮，陰血消耗致陰血不足，兼之長久使用眼睛，目失潤養；陰虛則陽偏亢，易生虛熱，肝亦易生風，故出現肝血不足夾風熱的病機，故會有眼睛乾澀、熱痛、視物模糊、易疲勞等症狀。因此防治眼乾澀，需滋補肝血，祛風明目，清熱平肝。

所以防治眼乾澀，除了注意眼睛的保健以外，還要解決根本問題，下面介紹幾款茶飲用以清肝明目、補血祛風。

菊花茶
清香宜人，味甘甜

菊花

作法
用杭菊花 5～6 朵沖泡飲服。沖泡時加少許蜂蜜，口感更好。

功效解析
> 菊花富含維生素 A，是保護眼睛健康的重要物質，也是中醫治療多種眼疾的良藥。菊花茶能讓人頭腦清醒、雙目璀璨，對肝火旺、用眼過度造成的雙眼乾澀有較好的療效。長期飲用菊花茶可防治高血壓、偏頭痛和急性結膜炎等，還能抗衰老，養顏美容。

枸杞子密蒙花茶
酸甜可口

枸杞子　　　　密蒙花

作法
取枸杞子 10 克、密蒙花 3 克，用沸水沖泡 30 分鐘後代茶頻飲，可常服。

功效解析
> 枸杞子養肝明目，富含胡蘿蔔素、維生素 B_1、維生素 B_2、維生素 C 及鈣、鐵等，是養眼佳品。中醫認為枸杞子有補腎益精、養肝明目、補血安神、生津止渴、潤肺止咳的功效，故此茶能預防電磁波輻射引起的眼乾澀、視疲勞、視力下降。

枸杞菊花茶
清香宜人，甘甜帶酸

枸杞子　　　　菊花

作法
取枸杞子、菊花適量，滾水沖泡飲用。

功效解析
> 枸杞子能養肝明目、補腎益精、補血安神、生津止渴及潤肺止咳。而菊花解熱解毒、清肝明目，故此款茶飲除養眼外，還適用於血虛兼有肝熱的乾眼患者。

杭菊康乃馨茶
花香馥郁，味甘淡，回味無窮

菊花　　　　　康乃馨

作法

各取 10 克，加入熱水泡 5 ～ 8 分鐘。

功效解析

> 經常坐在辦公室電腦桌前的人，時常會出現眼睛乾澀不適，甚至視力模糊的症狀，尤其適合用杭白菊，因為它有散風清熱、平肝明目的功效。康乃馨是常見的花卉，有清心明目的作用。

三花清肝茶
馥郁香氣，甘淡清甜

菊花　　　　金銀花　　　茉莉花

作法

菊花、金銀花、茉莉花均少許（約 3 ～ 5 克），加入熱開水，片刻即飲。

功效解析

> 菊花清熱解毒、疏散風熱，並能清肝明目；茉莉花性寒發散，味香淡，有理氣止痛、溫中和胃、消腫解毒、增強免疫系統的功效；而金銀花甘寒，既清氣分熱，又清血分熱，還有輕微的宣散之功，適度飲用可改善口苦咽乾症狀。適用於時常熬夜、加班，眼睛常乾澀、視覺模糊，心情不暢者。

決明菊花山楂茶
氣味清香，酸甜宜人

決明子　　　　菊花　　　　山楂

作法

決明子 10 克、菊花 5 克、山楂 15 克，以沸水沖泡，加蓋悶約 30 分鐘。

功效解析

> 決明子具有清肝明目、潤腸通便、降脂瘦身的功能；菊花解熱解毒、清肝明目；而山楂最顯著的藥效在於消食，故此茶可用於肝胃積熱，飲食不香的乾眼患者。

二子菊花茶
甘甜微酸

女貞子　　　　　枸杞子　　　　　菊花

作法

取女貞子、枸杞子各 15 克、菊花 10 克，沸水泡服即可飲用。

功效解析

> 該茶飲中女貞子、枸杞子滋補肝腎以明目，而菊花養肝、疏風散邪以明目。用於眼目乾澀、視物昏花。

決明降脂明目茶
甘苦質潤

決明子　　　　何首烏　　　　澤瀉　　　　甘草

作法

取炒決明子 8 克、何首烏 5 克、澤瀉 5 克、生甘草 3 克。置入保溫杯中，加入沸水 400 毫升悶泡，可用 2～3 次。

功效解析

> 本茶具有清肝明目、補益肝腎、潤腸通便、滲濕化痰的功效。適用於活動量少的辦公室工作者，尤其適用於視力疲勞、高脂血症、脂肪肝、肥胖、高血壓者。脾胃虛寒、脾腎氣虛者慎飲。

菊槐綠茶飲
馥郁香濃，味甘甜

菊花　　　　　槐花　　　　　綠茶

作法

取菊花 3 克、槐花 3 克、綠茶 3 克，放入杯中，以沸水沖泡 5 分鐘，每日可當茶水飲用數次。

功效解析

> 菊花清肝明目、清熱解毒，槐花則清肝瀉火、涼血清熱；故該茶可清熱明目，還可平肝潛陽。

金銀花草茶
氣味清香，稍帶苦澀

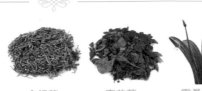

金銀花　　車前葉　　霜桑葉　　白芷

作法

1 取金銀花 10 克、車前葉 10 克、霜桑葉 10 克、白芷 10 克、白糖適量。

2 將以上四味加水適量，煎湯（輕煎），再加入白糖，代茶飲用。

功效解析

金銀花甘寒，既清氣分熱，又清血分熱，還有輕微的宣散之功；車前葉味甘、性寒，有清熱利尿、清肝明目、祛痰止咳、滲濕止瀉的功效；桑葉則疏散風熱，清肺潤燥；白芷性味辛溫，有散寒解表、祛風燥濕的功效，故本茶共奏祛風清熱之功，用於外感風熱之目赤腫痛、多淚等。

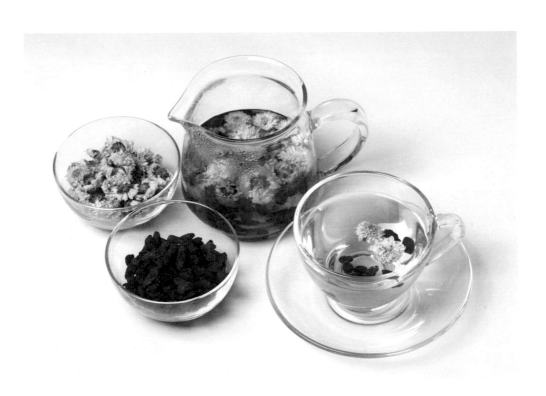

慢性疲勞

疲勞症是慢性疲勞綜合症的俗稱。這一概念最早是由美國疾病控制中心於 1987 年正式命名。現在美國疾病控制中心採用的是 1994 年國際慢性疲勞綜合症小組在會議上對慢性疲勞綜合症的解釋：排除其他疾病的情況下，疲勞持續 6 個月或以上，且至少具備以下四項症狀者：

- ☑ 短期記憶力減退或注意力不能集中
- ☑ 咽喉痛
- ☑ 淋巴結痛
- ☑ 肌肉酸痛
- ☑ 不伴有紅腫的關節疼痛
- ☑ 新發頭痛
- ☑ 睡眠後精力不能恢復
- ☑ 體力或腦力勞動後連續 24 小時身體不適

其病因尚不明確，多發於 20 ～ 50 歲，與長期過度勞累（包括腦力和體力）、飲食生活不規律、工作壓力和心理壓力過大等精神環境因素及應激（壓力）等造成的神經、內分泌、免疫、消化、循環、運動等系統的功能紊亂關係密切。

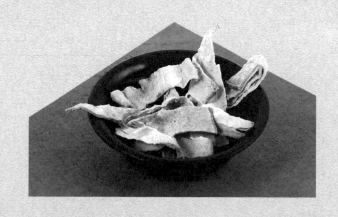

從中醫學角度分析，可歸屬中醫學中的「鬱症」與「虛勞」的範疇。鬱症、虛勞含義甚廣，包括現代醫學多種精神、神經及慢性虛弱疾病。鬱症病因多由「七傷」（大飽傷脾，大怒氣逆傷肝，強力舉重、久坐濕地傷腎，形寒寒飲傷肺，憂愁思慮傷心，風雨寒暑傷形，大恐懼不節傷志）引起。該病症的總表現多為氣機鬱滯。虛勞有「五勞」：肺勞損氣，脾勞損食，心勞損神，肝勞損血，腎勞損精。虛勞形成原因綜合有下：

1. 先天不足，體質虛弱。
2. 煩勞過度，耗傷氣血——包括心勞、體勞、房勞等，日久均可導致臟腑功能減退，氣血陰陽俱損而成虛勞。
3. 飲食不節，損傷脾胃——暴飲暴食，饑飽不調，食有偏嗜，營養不良，飲酒過度等原因，均可損傷脾胃，導致脾胃運化功能減弱，不能化生水穀精微，氣血生化不足，臟腑經絡失養，日久則成虛勞。
4. 病後誤治失調，臟腑受損。
5. 外邪內侵，損傷臟腑。

養生原則以補益為基本原則。一方面要根據氣血陰陽虧損之不同採取益氣、養血、滋陰、溫陽之法，另一方面要根據病變臟腑有針對性地進行補益。此外還應注意重視脾腎的補養，因腎為先天之本，內寓元陰元陽，是生命之根本；脾胃後天之本，是氣血生化之源。重視脾腎的補養對疲勞症防治轉歸有重要作用。

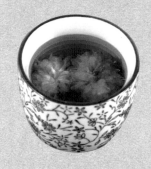

薰衣草茶
濃郁清香，甘香可口

薰衣草

作法
取乾燥薰衣草 1 大茶匙放進壺中，再倒入沸水，悶 5 分鐘。

功效解析
薰衣草特殊的香味能讓人的頭腦清醒，增強腦部功能，對於從事需要高度集中精力工作和有大量知識需要記憶的辦公白領來說很合適，但不能過量飲用。薰衣草有舒緩壓力，消除疲勞的作用。泡茶時加入檸檬 2 片，無論從口感還是提神效果上都有好處。

洛神花茶
味道甘甜，茶香濃郁

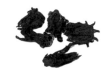

玫瑰茄

作法
取玫瑰茄（洛神花）適量，沸水沖泡飲用。

功效解析
玫瑰茄可消除疲勞及便祕，並能利尿、促進新陳代謝。經常飲用還有助於降低體內血液中的膽固醇值和三酸甘油酯值，達到防治心血管疾病的功效。喝不完的茶用來洗臉，有一股極淡的玫瑰味，水是淡紅色的，洗完後臉滑滑的，還可以美容。而泡過的玫瑰茄可以留下來晾乾，做個小抱枕。每天枕著清香的枕頭，睡眠品質也會提高。

消脂參茶
茶帶藥氣，味道稍苦

丹參　　　　　何首烏　　　　　澤瀉　　　　　綠茶

作法
取丹參、綠茶、何首烏、澤瀉各 10 克，加水熬煮，每日 1 次。

功效解析
常喝參茶不但能消除疲勞，還能清宿便，改良便祕情況，消除脂肪。

玫瑰薄荷茶
花香濃郁，清涼甘甜

玫瑰花

薄荷

作法

取玫瑰 5 ～ 8 朵、薄荷 5 ～ 8 克，鮮品乾品均可，加入熱水悶泡片刻。

功效解析

在電腦前工作的上班族，精神不濟時喝杯清涼的薄荷茶，有利於提神醒腦、緩解壓力。另外，薄荷具有獨特的芳香，將其拿來漱口或飲用，不僅能齒頰留香、口氣清新，還可消除牙齦腫痛。

柳橙檸檬紅茶
氣味醇香，甘甜帶酸

紅茶

蜂蜜

檸檬

柳橙

作法

1 準備紅茶 1 包、蜂蜜 1 小茶匙、檸檬 1 顆、柳橙 1 顆。
2 將柳橙、檸檬各切 4 片，置於鍋內加水煮熱，再將柳橙與檸檬壓汁，煮沸後加蜂蜜，再把紅茶倒沖入茶器。

功效解析

喝檸檬茶不僅可瘦身，還能使腸胃通暢。檸檬茶富含維生素 C，對保持皮膚張力和彈性十分有效。可使頭腦清晰、思路敏捷、消除頭昏及怠倦感，日常飲用獲益良多。該茶潤肺生津，順氣化痰、開胃理氣，消暑提神以消除疲勞、減輕頭痛。

健腦茶
略帶藥氣，味淡澀

桑葉

何首烏

丹參

綠茶

作法

桑葉 5 克、何首烏 15 克、綠茶 3 克、丹參 9 克。煎水 5 分鐘待涼後代茶飲。

功效解析

桑葉可疏散風熱，清肺潤燥，清肝明目；丹參活血化瘀，祛瘀止痛，涼血消癰，清熱除煩及養血安神；何首烏則補腎益血、潤腸通便；故該茶可智健腦，活血化瘀，清熱明目。治療用腦過度引起的疲勞、頭脹、頭痛、頭昏、失眠、多夢等。

西洋參茶
茶湯紅豔,潤滑醇和

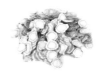
西洋參

作法

西洋參切片,取 5～9 克,加入開水悶泡 10～15 分鐘。

功效解析

此茶可調節免疫力、抗疲勞、健脾胃、降血脂。西洋參具有很好的補氣效果,尤其是在暑熱季節,中醫名方「王氏清暑益氣湯」中最主要的一味就是西洋參。

玫瑰杞菊茶
花香怡人,甘甜帶酸,可口

玫瑰花　　　　枸杞子　　　　菊花

作法

取玫瑰花、枸杞子及杭白菊各 5～10 克,熱開水泡服。

功效解析

玫瑰花性味甘味苦,氣香性溫,功可理氣解鬱、活血化瘀;枸杞子則養血護肝、滋腎益精;而菊花清肝明目,同用可以調節內分泌,消除疲勞。

紅棗枸杞茶
甘甜可口

紅棗　　　　枸杞子

作法

取去核紅棗、枸杞子各 10 克放置保溫壺中,加熱水 500 毫升悶泡 5 分鐘。

功效解析

枸杞子養血護肝,滋腎益精;紅棗補益氣血,益氣健脾,故該茶可以益肝腎、補氣血、健脾胃及安神,改善頭暈、疲倦、免疫力差、情緒低落等情形。

女貞甘草茶
味甜,稍帶藥味

女貞子　　　　甘草

作法

各取 10 克置於保溫壺中,加熱水 500 毫升悶泡 5 分鐘後飲用。

功效解析

女貞子可補氣舒肝、養陰益腎,甘草則能益氣補中、調和脾胃,改善倦怠乏力。

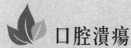 口腔潰瘍

口腔潰瘍，民間又稱為「口瘡」「上火」，是發生在口腔黏膜上的表淺性潰瘍，大小可從米粒至黃豆大，成圓形或卵圓形潰瘍面，周圍充血，會因刺激性食物引發疼痛，一般一至兩個星期可以自癒。口腔潰瘍成週期性反覆發生，醫學上稱「復發性口腔潰瘍」（ROU）或復發性阿弗他性口炎（RAS）。可能一年發病數次，也可能一個月發病幾次，甚至新舊病變交替出現。該病多數發生在 20～50 歲之間。

按照中醫的理論體系，口腔潰瘍有以下幾種病因：一是外感六淫，主要是燥、火兩邪，燥邪乾澀，易傷津液，火為陽邪，其性炎上，津傷火灼，口瘡乃發。故口瘡多在秋季及氣候突變時容易復發。二是飲食不節，由於過食辛辣肥厚之品或偏食，致火熱內生，循經上攻，薰蒸口舌，並常耗傷心肺腎之陰津，致口瘡發生。三是情志過極，患者素日思慮過度，心煩不寐，五志鬱而化火，心火亢盛，上炎熏灼口舌或心火下移於小腸，循經上攻於口，均可致口舌生瘡；或平素多有鬱怒，肝鬱氣滯，肝氣不疏，鬱而化火，暗耗陰血，致沖任經脈不調，經行之時，經氣鬱遏更甚，肝火旺盛，上灼口舌而致口瘡。四是素體陰虧，患者素體陰液不足，或久病陰損，虛火內生，灼傷口舌，乃至口舌生瘡。五是勞倦內傷，或久病傷脾，脾氣虛損，水濕不運，上漬口舌，而致口瘡；或鬱久化熱，濕熱上蒸，亦可致口瘡。更有甚者，脾氣虛極，傷及脾陽，脾陽不足，寒濕生熱，上漬於口，可發口瘡。六是先天稟賦不足，或久用寒涼，傷及脾腎，脾腎陽虛，陰寒內盛，寒濕上漬口舌，寒凝血瘀，久致口舌生瘡。總之外感六淫燥火，內傷臟腑熱盛是致病主因，主病之臟在於心和脾（胃）。

治療原則是消除病因、增強體質、對症治療，以減少復發次數，延長間隙期，減輕疼痛，促進癒合。

蓮心栀子甘草茶
氣味清香，苦中帶甘

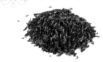

蓮子心　　　甘草　　　栀子

作法

取蓮子心 3 克、栀子 9 克、甘草 6 克。用開水浸泡後代茶頻飲，每天 1 劑，可連喝 3 天。

功效解析

蓮子心性寒味苦能清心火、除煩熱；栀子既清上行又苦寒泄降，能清三焦之火；甘草清熱解毒還能緩急止痛。這例藥茶具有清心瀉火的功效，常用於因心火上炎導致的口腔潰瘍，效果頗佳。

口瘡茶
辛香苦甘

 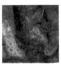

石斛　　　藿香　　　川黃連

作法

川黃連 3 克、石斛 15 克、藿香 5 克搗碎，置保暖杯中，沸水沖泡悶約 15 分鐘，不拘次數，頻飲，每日 1 劑。

功效解析

黃連苦寒，入心、胃、肝、大腸經，功能清心泄胃、燥濕解毒，是治療心火胃熱上炎而致口舌生瘡之要藥。藿香辛、微溫而芳香。本方用途之一是化濁辟穢，療口瘡口臭，二是發散脾胃鬱熱，和黃連相配，辛開苦降，「火鬱發之」也，「瀉黃散」石膏、山栀配防風、藿香亦屬此意。火邪易傷津耗液，黃連苦寒又易化燥傷陰，故佐石斛甘寒生津養胃以制之。藥雖三味，組合精當，實為治療心脾積熱，或脾胃伏火之實症口瘡之良劑。

兒茶青黛茶
味道稍苦

青黛　　　兒茶

作法

將兒茶 3 克、青黛 3 克研成粉末，塗抹在潰瘍傷口上，或者用溫開水送服，每日 3 次。

功效解析

兒茶具有收濕生肌斂瘡的功效。用於潰瘍不斂，濕疹，口瘡，跌撲傷痛，外傷出血。青黛可以清熱解毒，涼血消斑，清肝瀉火，定驚。能治療溫病熱盛、斑疹、吐血、咯血、咽痛口瘡、小兒驚癇、瘡腫、丹毒、蛇蟲咬傷等疾病。此二味合用可治療濕熱引起的口腔潰瘍，及潰瘍口久不癒合。

吳茱萸茶
藥末微苦，但糖水入口甘甜

蜂蜜

吳茱萸

作法

取吳茱萸 3 克研末，敷在潰瘍傷口上，之後用蜂蜜水或白糖水漱口。

功效解析

> 吳茱萸具有散寒止痛、降逆止嘔、助陽止瀉的功能。用於厥陰頭痛，寒疝腹痛，寒濕腳氣，痛經，經行腹痛，脘腹脹痛，嘔吐吞酸，五更泄瀉，外治口瘡，高血壓。

綠豆蛋花茶
綠豆清香，蛋花美觀，味道宜人

蛋花

綠豆

作法

1 雞蛋打入碗內拌成糊狀，備用。

2 取綠豆適量放陶罐內，以冷水浸泡十幾分鐘，放火上煮沸約 1.5 分鐘（不宜久煮）。

3 這時綠豆未熟，取綠豆水沖雞蛋花飲用，每日早晚各 1 次。

功效解析

> 此茶能清熱，補益元氣，解酒食等毒。治發於背上的癰疽瘡腫，燙傷燒傷，痘瘡不結痂。綠豆具有清熱解毒的功效，對於毒熱引起的口腔潰瘍有一定療效。

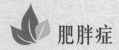 肥胖症

肥胖是指一定程度的明顯超重與脂肪層過厚,是體內脂肪,尤其是三酸甘油酯積聚過多而導致的狀態。由於食物攝入過多或機體代謝的改變,而導致體內脂肪積聚過多造成體重過度增長並引起人體病理、生理改變。造成肥胖的原因有以下幾種:

①遺傳因素
若父母為肥胖者或其家族中有肥胖史,其子女肥胖的可能性就很大。這類肥胖人,很難採取其他人的減肥措施,如運動、節食等方法,在減肥後與自己減肥前相比,只有相對的體重輕一些。

②飲食結構不合理
偏食或飲食結構中所安排的脂肪、穀類及其他碳水化合物含量過大,引起熱量入超,導致人體內脂肪沉澱、脂肪細胞增多引起肥胖。人們所需的熱量依性別、年齡、體型、工作類型、生活方式及個人的生理和病理不同而不同。一般在年齡相同的前提下,男性較女性所需熱量多;青年人較老年人所需熱量多;體力勞動者較腦力勞動者所需熱量多;活動量大者較活動量少者所需熱量多。所以不能單從自己的飲食愛好攝食,特別是生活水準日益提高、食品供應越來越豐富的今天,更應注意這個問題。

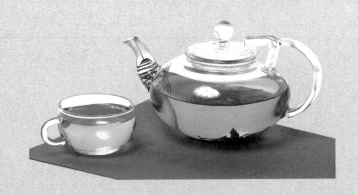

③運動過少

現代城市人習慣優裕舒適的生活環境，缺乏運動、鍛煉的意識和行為，特別是辦公室一族，長時間坐在辦公桌前，甚至很多人回家後也長時間坐在電視機前幾個小時，很少走動，長此下去不胖才怪！

④七情內傷

七情內傷使人體肝、脾、腎等功能失調，不能把多餘的脂肪轉化為熱量排泄而沉積於體內造成肥胖。

⑤精神因素

俗話說「心寬體胖。」沒有思想負擔，吃得香，消化吸收也特別好，或「借酒消愁」以大吃大喝來緩解自己不愉快的情緒。這些都能使熱量大增，導致肥胖。因此根據病因來區分肥胖，對治療保健有一定的幫助。

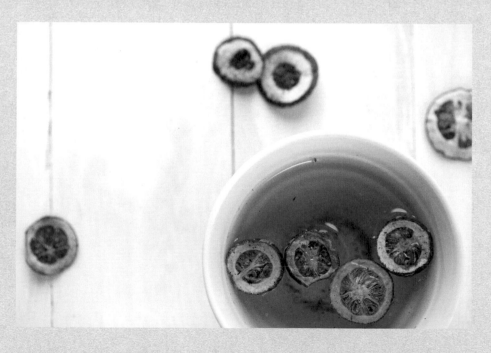

葛根茉莉烏龍茶
香氣濃郁，鮮醇爽口

葛根片　　茉莉花　　烏龍茶

作法

將葛根片3克、茉莉花3克、烏龍茶5克放入杯中，加熱水悶泡，冷卻後飲用。湯色黃綠明亮，
經久耐泡。

功效解析

烏龍茶可溶解脂肪，降低血液中的膽固醇，是減肥佳品；葛根具有很好的降血脂功效，
特別適合女性食用；茉莉花能夠幫助調理腸胃，讓腸胃更通暢。這款花茶能降低血脂，
有一定的瘦身功能，長期飲用，皮膚會變得細嫩白皙。

瘦身枳朮茶
味道稍苦澀，可加蜂蜜調飲

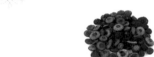

白朮　　　枳實

作法

將炒枳實3克、炒白朮3克研成末放入杯中，用沸水沖泡後悶片刻即可。

功效解析

此茶可健脾消痞，行氣化濁，對減掉腹部脂肪尤為有效。適用於脾虛失運或有宿食不消、
氣滯停食、心胸滿悶症狀的肥胖。白朮健脾祛濕，助脾之運化。枳實行氣化滯，消除痞
滿。此二味共奏有健脾化濁、行氣消痞之功，對虛胖患者極為有效，但陰虛內熱肥胖者
需慎服。

冬瓜荷葉茶
味道清香，入口甘淡

冬瓜皮　　荷葉

作法

將荷葉5克、冬瓜皮10克放入杯中，沸水沖泡，悶泡片刻即可飲用。

功效解析

荷葉，清涼敗火，消脂潤腸。荷花的花、葉、果實在中藥書經的記載中都有「輕身、化油」
的作用，不但能袪除體內油脂，還能改善面色。冬瓜皮是利水消腫的良藥。飲用一段時
間後，會自然變得不愛吃油膩食物，對攝取油脂成分過多者最為適合。

黑豆

黑豆減肥茶
味道醇香，入口微甘

作法

1 取乾燥黑豆 15 顆放到平底鍋乾煎一下，待黑豆的表皮裂開後，放到杯中。
2 將已煮沸的水 150 毫升倒入杯內，蓋上杯蓋悶泡 5 分鐘。

功效解析

黑豆減肥茶可有效抑制脂肪的吸收。黑豆含有花青素，能有效防止脂肪進入小腸後被人體吸收，同時令脂肪順利排出體外，不易造成積聚。比起將黑豆作為食材、烹調來吃，用黑豆泡茶的減肥功效更好。非常適合經常大魚大肉或喜吃油膩食品者飲用。

杜仲　　　　　決明子

杜仲決明子茶
味道微苦

作法

杜仲 5 克、決明子 5 克放入杯中，加開水沖泡後，悶 5 分鐘左右。

功效解析

杜仲所含成分可促進新陳代謝和熱量消耗，而使體重下降。此外還有預防衰老、強身健體的作用。決明子潤腸通便，調理脂肪代謝，加速腰部脂肪分解。此茶對於那些喜歡重口味、油膩、辛辣食物，且胃口比較大，吃東西快，有便祕、口臭症狀的肥胖者有相當好的療效。

便祕、痔瘡

便祕是指由於糞便在腸內停留過久，以致大便次數減少、大便乾結、排出困難或不盡。一般兩天以上無排便，可能就存在便祕。如果每天均排大便，但排便困難且排便後仍有殘便感，或伴有腹脹，也應納入便祕的範圍。便祕時，常出現下腹膨脹，便意未盡，嚴重者出現食慾缺乏、頭昏、無力等症狀，這可能與糞便的局部機械作用引起神經反射有關。便祕也可由肛周疾病如痔、瘻、結腸癌、直腸疝等引起。某些鐵、鋁、鈣製劑也可引起便祕。中醫認為，便祕多由大腸積熱或氣滯、寒凝、陰陽氣血虧虛，使大腸的傳導功能失常所致。

便祕常見症候分型：

熱祕	大便乾結，小便短赤，面紅心煩，或有身熱，口乾口臭，腹脹或痛，舌紅苔黃燥。治宜清熱潤腸；可用麻子仁丸。
氣祕	排便困難，大便乾結或不乾，噯氣頻作，脅腹痞悶脹痛；治宜順氣導滯；可用六磨湯。
氣虛便祕	大便非乾硬，雖有便意而臨廁努掙乏力，難於排出，掙則汗出，短氣，便後疲乏，面白神疲，肢倦懶言，舌淡嫩；治宜補氣健脾，可用黃耆湯。
血虛便祕	大便乾結，面色淡白無華，心悸健忘，頭暈目眩；治宜養血潤燥，可用潤腸丸。
陰虛便祕	大便乾結，形體消瘦；或見顴紅，眩暈耳鳴，心悸怔忡，腰膝酸軟，大便如羊屎狀。治宜滋陰補腎。可用六味地黃湯。
冷祕	大便乾或不乾，排出困難，小便清長，面色青白，手足不溫，喜熱怕冷，腹中冷痛，或腰脊冷重。治宜溫潤通便。可用濟川煎。

由於習慣性便祕，患者往往長期服用瀉劑，這可導致腸功能紊亂。預防便祕應多吃蔬菜、治療肛周疾病和酌情用通便藥；飲食上避免過度煎炒、酒類、辛辣，亦不可過食寒涼生冷，宜多食粗糧蔬菜；再則避免過度七情刺激，保持精神舒暢。切忌便祕不可濫用瀉藥。

而痔瘡的症狀為大便出血，無痛性、間歇性便後有鮮紅色血是其特點，也是內痔或混合痔早期常見症狀。出血一般發生在便前或者便後，有單純的便血，也會與大便混合而下。血色鮮紅，其出血時呈噴射狀、點滴狀、擦拭帶血等。抑或是大便疼痛，大便時出血肛周疼痛現象。直腸墜痛、腫物脫出、流分泌物、肛門瘙癢等也是。

痔瘡的成因主要有：
1. 飲食習慣不良。由於生活水準的日漸提高，很多人都習慣挑食，平時所吃的食物太過精細，無法補充身體所需的一些維生素；經常性地吃些辛辣、油膩等帶刺激性的食物，如辣椒、辣醬、胡椒等，刺激腸胃的消化情況。
2. 個人衛生不良。痔瘡位於肛門處，而肛門處是糞便排出的通道，容易受到細菌的感染，如果每天都不清洗肛門，肛門周圍就會滋生大量的病毒和細菌，引發各種炎症，引起其他併發症。
3. 缺乏運動。長時間地坐、站、缺乏運動，容易造成肛門處的血液無法正常流通，使得痔瘡反覆發作，加上身體抵抗力的下降，使得其他疾病趁虛而入，給患者的身心帶來嚴重的傷害。
4. 排便習慣不良。很多人都會在大便的時候玩遊戲來打發時間，一玩就會忘記時間，使得排便時間過長，導致腹部壓力過大，靜脈血液無法正常流通，而形成痔瘡。

桑葉決明子茶
氣味清香

桑葉　　　　決明子　　　　綠茶

作法

桑葉、決明子各 10 克，綠茶少許，以開水沖泡。

功效解析

決明子可清肝明目，防止視力模糊，降血壓，降血脂，減少膽固醇；桑葉清肺潤燥，促進新陳代謝排出體內毒素。肺主皮毛，清肺即可治療痤瘡。決明子茶潤腸通便能解決現代人腸胃及便祕的問題，可治療大便燥結，幫助順利排便，淨化體內毒素，消除痤瘡，改善便祕。

槐花茶
甘甜可口

槐花

作法

取槐花 1.5 ～ 3 克，加入熱開水泡服。

功效解析

中醫認為槐花味苦、性微寒，歸肝、大腸經；入血斂降，體輕微散；具有涼血止血，清肝瀉火的功效。故本茶能潤腸通便，用於便祕的防治。

木槿花茶
甘甜稍帶苦味

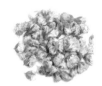

木槿花

作法

取木槿花 5 克，熱開水泡服。

功效解析

木槿花味甘苦性涼，有清熱、利濕、涼血的作用。故本茶可涼血通便，尤適合痔瘡所致的便祕患者。

番瀉葉茶
味淡

番瀉葉

作法

取番瀉葉適量,加入熱開水後待涼即可飲用。

用量因人而異,宜從 2 克開始使用,最大不宜超過 10 克。

功效解析

> 本茶具有清熱通便、泄下的功效。番瀉葉為刺激性瀉藥,具有瀉熱導滯的功效,番瀉葉常被用作治療腹部脹滿與熱結便祕,還常作為檢查前或手術前後的清潔腸道之用。由於番瀉葉瀉下作用廣泛而強烈,用於治療便祕時,番瀉葉宜小量用於急性便祕,不適宜慢性便祕,並且注意終病即止。對久病本虛,年老體弱者宜慎用,對過敏者以及痔瘡、月經期和孕婦及完全腸梗阻等患者均應禁止使用。

杏仁茶
味甜質滑

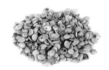

杏仁

作法

取甜杏仁 5 ～ 9 克加入熱開水悶泡 30 分鐘。

功效解析

> 杏仁性溫,味苦;擅長潤肺化痰,宣肺理氣,潤腸通便。用於咳嗽氣喘,胸滿痰多,血虛津枯,腸燥便祕。故本茶有潤腸通便的作用。

脂肪肝

脂肪肝，是指由各種原因引起的肝細胞內脂肪堆積過多的病變。脂肪性肝病正嚴重威脅國人的健康，成為僅次於病毒性肝炎的第二大肝病，已被公認為隱蔽性肝硬化的常見原因。脂肪肝是一種常見的臨床現象，而非一種獨立疾病。其臨床表現輕者無症狀，重者病情兇猛。一般而言，脂肪肝屬可逆性疾病，早期診斷並及時治療常可恢復正常。

脂肪肝的發病率近幾年在歐美和中國迅速上升，在某些職業人群中（白領人士、計程車司機、職業經理人、個體業主、政府官員、高級知識分子等）脂肪肝的平均發病率為 25%；肥胖人群與 2 型糖尿病患者中脂肪肝的發病率為 50%；嗜酒和酗酒者脂肪肝的發病率為 58%；在經常失眠、疲勞、不思茶飯、胃腸功能失調的亞健康人群中脂肪肝的發病率約為 60%。

近年來脂肪肝人群的年齡也不斷下降，平均年齡只有 40 歲，而 30 歲左右的病人也越來越多。45 歲以下男性脂肪肝明顯多於女性。脂肪肝早期無症狀，很多年輕人在體檢時檢查出自已患了脂肪肝而就醫，所以人人都要注意體檢，有效地把疾病控制在早期階段。

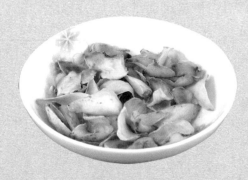

引起脂肪肝的常見原因：

飲酒	飲酒致脂肪肝可能是酒精對肝內三酸甘油酯的代謝有直接的毒性作用。健康者，每日飲酒含乙醇 100 ～ 200 克，連續 10 ～ 12 天，不論其飲食是否含蛋白質，均可發生脂肪肝，低蛋白質只是一種加重因素。
饑餓	由於血糖降低，脂肪肝組織中的脂肪酸被動員入血，使血中游離脂肪酸升高，肝內有中等度脂肪堆積。
營養不良	由於蛋白質缺乏，而導致極低密度脂蛋白合成減少，這樣造成肝轉運三酸甘油酯發生障礙，脂肪在肝內堆積。
肥胖	50% 肥胖者有肝內脂肪浸潤，這是由於脂肪組織增加，游離脂肪酸釋出增多所致。肝炎後脂肪肝是由於攝食過多、運動減少，加之肝功能尚未完全恢復，極易造成脂肪在肝記憶體積。慢性肝炎病人由於不適當地增加營養和減少體力活動，也常伴有脂肪肝。
糖尿病	約有半數糖尿病病人伴有脂肪肝，這是因為糖尿病病人不能利用葡萄糖，造成三大代謝紊亂，最終使脂肪酸在肝記憶體積引起脂肪肝。
皮質激素	長期使用激素可使人肥胖並發生脂肪肝。
四環素	可引起脂肪肝，特別是在妊娠期婦女，常引起與妊娠急性脂肪肝表現相似的脂肪肝，死亡率高達 75% 以上。

脂肪肝常見的症狀有疲乏、食慾缺乏、右季脅痛、噁心、腹脹等肝功能障礙症狀。可伴腹痛，主要是右上腹痛，偶爾中上腹痛，伴壓痛，嚴重時有反跳痛、發熱，白血球計數增高，似急腹症的表現，需要及時處理，此種表現少見。手術中見肝包膜被伸張、肝韌帶被牽扯、病人疼痛原因是肝包膜受伸張、肝韌帶被牽拉、脂肪囊腫破裂和發炎等所致。

中醫理論認為，脂肪肝屬於脾虛。脂肪過多沉澱於肝臟，屬於痰濁蘊於肝，導致肝氣失調。一般來說，脂肪肝有脾虛、血瘀、濕熱、腎虛等症狀，其中最主要的是脾虛。脂肪之所以堆積在肝臟，是因為肌體虛弱，導致消化功能不好，消化不了過多脂肪。如果消化功能好了，脂肪自然會減少，病情自然也就好了。有的患者可能有其中一兩種症狀，有的患者可能兼有好幾種症狀。因此在治療上，辨症治療，以健脾補腎為基本原則。以補為主，兼帶清痰濁、清肝臟。有些患者腸胃不好，吃東西腹瀉，對酒、生冷油膩食物反感，在治療上尤其需要健脾。對於血瘀情形，採用黨參、白朮等藥物活血化瘀。

要防治脂肪肝，必須從生活習慣上進行干預。患者要多運動，多吃低糖低脂的食物，減少脂肪的攝入。對於油膩的食物，特別是甜的水果，應該有意識的少吃。另外，很多人覺得肉的脂肪多，魚的脂肪少，轉而大量吃魚。事實上，很多人愛吃的魚頭和魚肚皮上的肉，也含有大量的脂肪，同樣應該少吃。

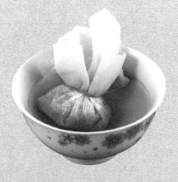

陳皮山楂鬱金茶
苦中帶甘

陳皮　　　　　山楂　　　　　鬱金

作法

陳皮、山楂、鬱金切片各 5 克放入杯中，開水沖泡即可。

功效解析

陳皮行氣寬中，燥濕化痰；山楂活血化瘀，消除積滯；鬱金活血止痛，行氣解鬱，清心涼血，利膽退黃，入肝經。三味合用對脂肪肝的防治具有一定的療效。

芝麻消脂茶
味道滑膩而淡

芝麻糊　　　　綠茶

作法

1　取芝麻糊 20 克、綠茶 6 克。
2　將綠茶裝入綿紙袋中封口掛線，芝麻糊裝入杯中。取綠茶放入裝有芝麻糊的杯中，用沸水沖泡，加蓋悶 10 分鐘。

功效解析

此茶解毒化瘀，活血消脂。適宜於各種類型的脂肪肝。

三七菊花茶
性味甘涼，微清香

菊花　　　　　綠茶　　　　　三七花

作法

取三七花 5 克、菊花 5 克、綠茶 1 克，放入杯中，沖入開水浸泡 10 分鐘。

功效解析

適宜於脂肪肝。可長期飲用。

綠豆菊花茶
清香、甜中微酸

菊花　　　檸檬　　　綠豆沙　　　蜂蜜

作法

1　取菊花 10 克、綠豆沙 30 克、檸檬 10 克、蜂蜜少許。
2　菊花入水中煮沸，將檸檬汁和綠豆沙汁注入菊花水中攪拌，放入少量蜂蜜即可，每天 2 次。

功效解析

排毒養顏，活脂消脂。

防治脂肪肝中藥偏方

1. 丹參陳皮膏

材料：丹參 100 克、陳皮 30 克、蜂蜜 100 毫升。

作法：丹參、陳皮加水煎，去渣取濃汁加蜂蜜收膏。每次 20 毫升，每日 2 次。

功效：活血化瘀、行氣祛痰。適用於氣滯血瘀型脂肪肝。

2. 佛手香櫞湯

材料：佛手、香櫞各 6 克，白糖適量。

作法：佛手、香櫞加水煎，去渣取汁加白糖調勻，每日 2 次。

功效：疏肝解鬱、理氣化痰。適用於肝鬱氣滯型脂肪肝。

3. 丹參山楂蜜飲

材料：丹參、山楂各 15 克，檀香 9 克，炙甘草 3 克，蜂蜜 30 毫升。

作法：加水煎，去渣取汁加蜂蜜，再煎幾沸，每日 2 次。

功效：活血化瘀、疏肝健脾。適用於瘀血阻絡型脂肪肝。

4. 陳皮二紅飲

材料：陳皮、紅花各 6 克，紅棗 5 顆。

作法：水煎，取汁代茶飲。

功效：活血化瘀、行氣化痰。適用於氣滯血瘀型脂肪肝。

5. 金錢草砂仁魚

材料：金錢草、車前草各 60 克，砂仁 10 克，鯉魚 1 尾，鹽、薑各適量。

作法：將鯉魚去鱗、鰓及內臟，同其他三味加水同煮。魚熟後加鹽、薑調味。

6. 白朮棗

材料：白朮、車前草、鬱金各 12 克，紅棗 120 克。

作法：將白朮、車前草、鬱金紗布包好，加水與棗共煮，盡可能使棗吸乾藥液，
去渣食棗。

7. 黃芝澤香飲

材料：黃精、靈芝各 15 克，陳皮、香附子各 10 克，澤瀉 6 克。

作法：加水煎煮，取汁。分 2 ～ 3 次飲服。

8. 當歸鬱金楂橘飲

材料：當歸、鬱金各 12 克，山楂、橘餅各 25 克。

作法：加水煎煮取汁。分 2 ～ 3 次飲服。

9. 紅花山楂橘皮飲

材料：紅花 10 克、山楂 50 克、橘皮 12 克。

作法：加水煎煮，取汁。分 2 ～ 3 次飲服。

10.黃耆鬱金靈芝飲

材料：黃耆 30 克，靈芝、茯苓各 15 克，鬱金 10 克，茶葉 6 克。

作法：水煎取汁，煮沸後浸泡茶葉飲服。

感冒

感冒是指病毒引起的急性上呼吸道感染，由流感病毒引起的為流行性感冒，由其他病毒（多達一百多種，以鼻病毒、冠狀病毒最常見）引起的為普通感冒。中醫認為感冒則是因外感風、寒、濕、熱等為主的六淫和時行病毒侵襲人體而引起的呼吸道傳染性疾病，臨床上以鼻塞、流涕、噴嚏、惡風、惡寒、發熱、咳嗽、咽喉癢痛、頭痛、全身酸楚、脈浮等為主要症狀。

感冒全年均可發病，尤以春季多見。增強機體自身抗病能力是預防急性上呼吸道感染最好的方法。如堅持有規律鍛煉、冷水浴等都能提高機體預防疾病能力及對寒冷的適應能力。做好防寒工作，避免發病誘因。生活有規律，避免過度勞累，特別是晚上工作過度。注意呼吸道病人的隔離，防止交叉感染。感冒後要儘量休息，為增強身體的抵抗力創造有利條件，靠多喝水來排除體內的毒素。而感冒痊癒後，也要選擇溫和的運動，讓休息一段時間的肌肉和關節有個適應過程。

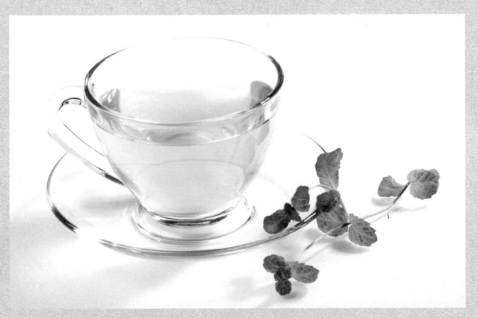

紫蘇薄荷茶
辛，微苦，特殊香味濃烈

薄荷　　　　紫蘇　　　　蓮鬚

作法

1　將紫蘇 10 克、薄荷 10 克、蓮鬚 7 克用水洗淨待用。

2　茶材放入杯中，加沸水 300 毫升，沖泡 3 ～ 5 分鐘。

功效解析

> 紫蘇發汗解表，行氣寬中；薄荷疏散風熱，利咽解毒；蓮鬚除心經虛熱。此方具有祛風散寒的作用，能有效緩解怕冷、發熱、頭痛、鼻塞流涕等感冒症狀。如果是輕微感冒可多飲以控制症狀。也能預防發病。

玉蘭花茶
入口甘香潤和

綠茶　　　　玉蘭花

作法

玉蘭花 2 朵、綠茶 1 茶匙與沸水入杯中，待味出即可當茶飲用。

功效解析

> 玉蘭花性味辛、溫，具有祛風散寒通竅、宣肺通鼻的功效。可用於頭痛、血瘀型痛經、鼻塞、急慢性鼻竇炎、過敏性鼻炎等症。現代藥理學研究表明，玉蘭花含有豐富的維生素、氨基酸和多種微量元素及精油，對皮膚真菌有抑制作用。對於頭風、頭痛呈間歇反覆發作，情緒緊張、工作勞累後發生或伴有血壓升高，血管痙攣性頭痛以及鼻淵（症見突塞、流濃涕）有很好療效。

香蜂草茶
清爽香甜

蜂蜜　　　　香蜂草

作法

溫熱陶瓷茶壺，放進香蜂草約 7 茶匙，再以燒開的水沖泡，悶幾分鐘後滴一些檸檬汁、糖或蜂蜜。

功效解析

> 香蜂草清香的檸檬味最能增進食慾，卻沒有檸檬的酸勁，適合佐入各式蔬菜及甜點。檸檬般的清香，可祛除頭痛、腹痛、牙痛，調理呼吸系統疾病，穩定情緒，並有助於治療支氣管炎及消化系統疾病。適合感冒時及流汗的夏季飲用，飯前飯後皆宜。可增進食慾、促進消化。

紫羅蘭花茶
甘酸爽口

紫蘿蘭

作法

取紫蘿蘭 3 ～ 5 克，倒入熱水 350 ～ 500 毫升，浸泡 3 ～ 5 分鐘即可飲用（可回沖）。

🌿 茶湯色澤初為淺紫藍，經水溫變化會呈淺褐色。加入檸檬汁數滴，茶色會自淺藍變成粉紅，即可飲用。也可按個人口味酌加蜂蜜。

功效解析

此茶能幫助傷口癒合、潤喉、治口臭、清熱解毒、宿醉、傷風感冒、調氣血。排毒養顏、降脂，逸肝臟，消除眼睛疲勞，保養上呼吸道，有助於治療呼吸系統疾病，緩解傷風感冒症狀，祛痰止咳，潤肺，消炎。能夠保護支氣管，特別適合吸煙過多者飲用，氣管不好者可以時常飲用，作為預防保健之用。

檸檬草茶
清淡爽口，芳香宜人

檸檬草

作法

取檸檬草 3 ～ 5 克，裝入溫過的壺中，緩緩注入滾水 500 毫升，檸檬草香隨之飄散開來。放置約 3 分鐘後飲用。

🌿 回沖第二次需靜置約 7 分鐘，第三次約 10 分鐘，此時應將檸檬草取出，以免浸泡過久讓茶湯變澀，也能讓下次回沖時仍有香氣。

功效解析

本茶具有檸檬的香味，具有強力的殺菌劑效果，能預防各種傳染病及治胃痛、腹瀉、頭痛、發熱、流行性感冒。莖及葉含豐富精油，其有效成分的精油為抗細菌感染的藥劑或退熱藥，可用來治療霍亂。並有抗沮喪、抗菌、殺菌、祛腸胃脹氣、除臭、幫助消化、利尿、殺真菌、催乳、殺昆蟲、預防疾病、激勵、補身等功效。

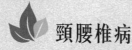 頸腰椎病

頸椎病是指頸椎間盤退行性變、頸椎肥厚增生以及頸部損傷等引起頸椎骨質增生或椎間盤脫出、韌帶增厚，刺激或壓迫頸脊髓、頸部神經、血管而產生一系列症狀的臨床綜合症。主要表現為頸肩痛、頭暈頭痛、上肢麻木、肌肉萎縮、嚴重者雙下肢痙攣、行走困難，甚至四肢麻痺、大小便障礙、出現癱瘓。多發在中老年人，男性發病率高於女性。據統計，其發病率隨年齡增長而升高。隨著現代人工作生活節奏加快，該病已快速向中青年人群擴展，特別是辦公室一族。在頸椎病的發生發展中，慢性勞損是罪魁禍首，長期的局部肌肉、韌帶、關節囊的損傷，可以引起局部出血水腫，發生炎症改變，在病變的部位逐漸出現炎症機化，並形成骨質增生。

外傷是頸椎病發生的直接因素。往往在外傷前人們已有不同程度的病變，使頸椎狀態高度危險，外傷直接誘發症狀發生。不良姿勢是頸椎損傷的另外一大原因。長時間低頭工作，躺在床上看電視、看書，喜歡高枕，長時間操作電腦，劇烈的旋轉頸部或頭部，在行駛的車上睡覺，這些不良姿勢均會使頸部肌肉長期處於疲勞狀態，容易發生損傷。

頸椎的發育不良或缺陷也是頸椎病發生不可忽視的原因之一，亞洲人種相對於歐美人來說椎管容積更小，更容易發生脊髓受壓產生症狀。在單側椎動脈缺如的患者，椎動脈型頸椎病的發生率幾乎是 100%，差別只是時間早晚的問題。另外，顱底凹陷、先天性融椎、根管狹窄、小椎管等等均是先天發育異常，也是本病發生的重要原因。

醫學上所講的腰椎病，涵蓋了「腰椎間盤突出、腰椎骨質增生、腰肌勞損、腰扭傷、腰椎退行性病變、風濕或類風濕性腰痛、腰椎結核、風寒濕性腰痛、瘀血性腰痛、濕熱性腰痛、腎虛性腰痛」等疾患。

可能的病因：

腰肌勞損	身體過度疲勞，不正常的站、坐姿勢以及束腰過緊等等，均可導致腰肌勞損而引起腰痛。因此，該類患者應注意勞逸結合，經常活動腰部，使腰肌得以舒展。
內傷因素	生育過多，人工流產次數多及房事不節，均可引起腎氣損傷而導致腰痛。
外感因素	長期感受寒濕，可阻遏經絡，導致血脈不暢而發生腰痛。
子宮位置異常	因子宮位置前傾、後屈、脫垂等導致腰痛。此種腰痛無特殊方法治療，矯正子宮脫垂，改變體位可緩解症狀。
骶棘韌帶鬆弛	懷孕後可因胎兒的增大，腰部支撐力增加，導致骶棘韌帶鬆弛，壓迫盆腔神經、血管而引起腰痛。此種腰痛一般隨著產後腰部肌力的恢復可逐漸消失。
盆腔腫瘤	如子宮肌瘤、子宮頸癌、卵巢囊腫的病人，會由於腫瘤壓迫神經或癌細胞浸潤盆腔結締組織而發生腰痛。該類患者在腰痛時，常伴有全腹廣泛性疼痛，藥物治療常無效。
盆腔炎	如患有慢性附件炎、盆腔炎、盆腔結締組織炎症的病人，可因炎症而刺激腰痛。隨著原發疾病的好轉或治癒，腰痛症狀可逐漸轉輕和消失。

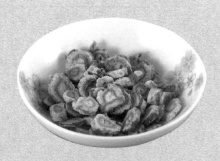

臨床表現：

馬尾神經症狀	主要見於中央型髓核脫出症。臨床上較少見，會出現會陰部麻木刺痛，大小便功能障礙。女性可出現尿失禁，男性可出現陽痿，嚴重者可出現大小便失控及雙下肢不全性癱瘓。
腰痛	95% 以上的腰椎病患者有此症狀，患者自覺腰部持續性鈍痛平臥位減輕，站立則加劇，一般情況下尚可忍受，可適度活動或慢步行走；另一種為突發的腰部痙攣樣劇痛難以忍受，需臥床休息，嚴重影響生活和工作。
下肢放射痛	80% 患者出現此症，常在腰痛減輕或消失後出現，表現為由腰部至大腿及小腿後側的放射性刺激或麻木感直達足底部，重者可為由腰至足部的電擊樣劇痛且多伴有麻木感疼痛，輕者呈跛行狀態；重者需臥床休息，喜歡屈腰屈髖屈膝位。
下肢麻木冷感及間歇性跛行	下肢麻木多與疼痛伴發，少數患者可表現為單純麻木，自覺下肢發冷發涼，主要是因為椎管內的交感神經纖維受到刺激所致，間歇性跛行的產生機制及臨床表現與腰椎管狹窄相似，主要是由於在髓核突出的情況下，可出現繼發性腰椎管狹窄症的病理和生理學症狀。

中醫則把腰椎疾病統稱為腰痛病，並認為腰痛是由於感受寒濕、濕熱，或跌僕外傷，氣滯血瘀，或腎虧體虛所致。其病理變化常表現出以腎虛為本、感受外邪、跌僕閃挫為標的特點。臨床上根據表現把腰痛病分為以下幾種：寒濕腰痛、濕熱腰痛、瘀血腰痛、腎虛腰痛。故治則要活血化瘀、清熱祛濕、補腎健腰。

桑寄生紅棗茶
清甜可口，茶香四溢

桑寄生　　紅棗　　冰糖

作法

取桑寄生 15 克、紅棗 5 克、冰糖 10 克，加水煮開 30 分鐘。

也可放入剝殼熟雞蛋與茶同煮，至雞蛋變成深棗紅色食用。

功效解析

桑寄生味甘，性平，能補肝腎；強筋骨；祛風濕，為治療腰頸椎疼痛，風濕痹痛常用良藥，對腎虛腰痛、風濕日久的患者最為適用；其中含廣寄生苷，更有降壓、利尿、擴張血管、抗驚厥、抗血栓等作用。更對安胎養胎有奇效。常喝可以強壯筋骨，更起到預防高血壓的妙效。

刺五加五味茶
入口稍酸苦，可酌加蜂蜜

五味子　　刺五加

作法

取刺五加 15 克、五味子 6 克同置茶杯內，沖入沸水，加蓋悶 15 分鐘。

功效解析

補腎強志，養心安神。適用於腰膝酸痛、神疲乏力、失眠健忘、注意力難以集中等症。現代研究發現，刺五加含有五加苷、左旋芝麻素、多醣等。有較好的抗衰老、抗疲勞及強壯作用。能增強體力或智力，提高工作效率，並具有調節神經系統功用。此茶配以具有養心益智的五味子，可益智強心、養心安神。

續斷黃耆茶
味淡而微苦

續斷　　黃耆

作法

將續斷 15 克、黃耆 10 克加入水 800 毫升，煮開，加蓋悶 15 分鐘。

功效解析

有健脾補肺、利濕舒筋之功，用於脾虛水腫、食少無力、肺癆咳嗽、盜汗、風濕痹痛、產後無乳等症。經常飲用本茶飲，對於虛勞引起的腰頸椎疾病可以起到緩解的療效。

五指毛桃紅棗茶
味淡微甜，有似椰香的清新香氣

紅棗

五指毛桃

作法

取五指毛桃 20 克、去核紅棗 5 ～ 8 個，加入水 800 毫升煮 25 分鐘後飲用。

功效解析

> 有健脾補肺、利濕舒筋之功，用於脾虛水腫、食少無力、肺癆咳嗽、盜汗、風濕痹痛、產後無乳等症。本茶飲經常飲用，對於虛勞引起的腰頸椎疾病可以起到緩解的療效。

巴戟天茶
味淡，可酌加蜂蜜

作法

取巴戟天 25 克，加入水 800 毫升煮 25 分鐘。

巴戟天

功效解析

> 補腎陽，強筋骨，祛風濕。用於陽痿遺精，宮冷不孕，月經不調，少腹冷痛，風濕痹痛，筋骨痿軟。巴戟天可補腎陽，益精血，強筋骨，祛風濕。治療腎陽虛弱的陽痿，不孕，月經不調，少腹冷痛。也可治療肝腎不足的筋骨痿軟，腰膝疼痛，或者風濕久痹，步履艱難。對於怕冷且經常肢體乏力，脊椎疼痛的患者尤為適用。

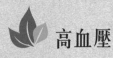 高血壓

中醫認為，高血壓是因情志內傷、飲食不節、勞倦損傷，或因年老體
衰，腎精虧損等導致臟腑陰陽平衡失調，風火內生，痰瘀交阻，氣血
逆亂所致，因此中醫提倡從整體著手，這樣才可以從根本上治療高血
壓。在飲食上，中醫提倡高血壓患者不要吃刺激性的東西，還有避免
吃高熱量食物、容易生痰的食物。注意調節情志，保持心情開朗樂觀，
避免長時間的精神緊張，使精神情志有張有弛，肝氣暢達，心曠神怡。
下面介紹的茶飲具有平肝潛陽、滋養肝腎、交通心腎等作用。

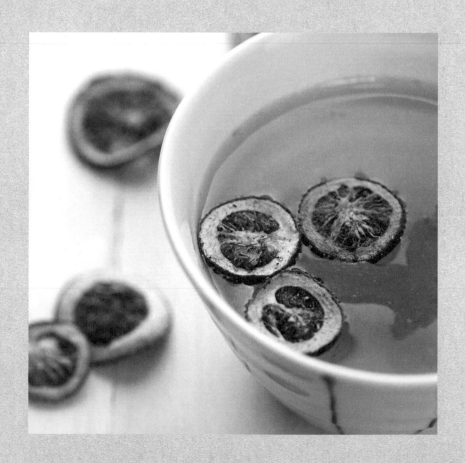

綠蘿花茶
味淡而稍有甘苦

綠蘿花

作法

取一只透明玻璃杯,放入綠蘿花 4 ～ 6 粒,用沸水沖泡。早晚各飲 1 次。

功效解析

綠蘿花可降血糖、降血脂,主要對糖尿病、脂肪肝、冠心病、肥胖者、高血脂,各種血管炎症有很好的輔助治療作用。另外對眼睛和肝臟的保健作用也很好,預防高血壓導致的眼病,常喝保持血壓穩定。

黑苦蕎茶
略有苦味,口感溫潤

黑苦蕎

作法

取黑苦蕎 5 ～ 6 克,以開水沖泡 3 ～ 5 分鐘。

功效解析

苦蕎麥性味苦、平、寒,有益氣力,續精神,利耳目,有降氣寬腸健胃的作用。現代臨床醫學觀察表明,苦蕎麥粉及其製品具有降血糖、降血脂,增強人體免疫力的作用,對糖尿病、高血壓、高血脂、冠心病、腦卒中等病人都有輔助治療作用。被當今保健醫學界譽為「五穀之王」,常喝對穩定血壓,保健養生效果極佳。

鬼針草決明子茶
略有苦味,口感溫潤

紅棗　　　決明子　　　鬼針草

作法

新鮮鬼針草 50 克(乾品 15 克)、決明子 5 克、紅棗 5 ～ 8 顆(去核),加水 1000 毫升,煮至 600 毫升。每日分早中晚 3 次飲用,空腹飲用更佳。

功效解析

鬼針草清熱解毒,止血止瀉,散瘀消腫,有活血散瘀之效,故民間中醫經常用它單用或是配伍使用,治療毒蛇咬傷、跌打損傷、闌尾炎、痔瘡、慢性潰瘍、凍瘡、高血壓、高血脂等症。本茶飲尤為適用於各種高血壓患者,該藥的獨特之處在於患高血壓的病人服藥後,血壓能降至正常,血壓偏低的人可以使血壓回升,血壓正常的人沒有變化,它對防治高血壓、腦血栓有一定療效。

絞股藍靈芝降壓茶
味淡而稍有甘苦

靈芝　　　絞股藍

作法

靈芝 10 克切成碎片，加入罐內，加水煮 15 分鐘，再加入絞股藍 5 克泡 3 分鐘輕搖幾下即可。
可以多次沖泡。早上起床空腹飲用效果更佳。

功效解析

絞股藍含有絞股藍皂苷，有降血脂、降血壓、降血糖、鎮靜、催眠、抗緊張、抗潰瘍、抗疲勞、延長細胞壽命以及增進食慾，增強抵抗力的作用。其苦、微甘、涼。歸肺、脾、腎經，能清補而強身體，更有祛病抗癌的作用。適用於一切虛症，尤其是體弱多病者。而靈芝對於增強人體免疫力、調節血糖、控制血壓、輔助腫瘤放化療、保肝護肝、促進睡眠等方面均具有顯著療效。本茶飲對平時血壓稍高的人很適宜，長期飲用可以幫助控制血壓平穩。

杜仲雄花茶
略有苦味，口感微澀

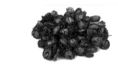

山楂　　　杜仲雄花

作法

取杜仲雄花 0.5 ～ 1 克、山楂 2 ～ 3 片，開水沖泡 2 分鐘後即可品飲，每天上下午各飲 1 次。

功效解析

杜仲花中富含的槲皮素能有效地降低血脂及膽固醇水準，具有降低血壓、保護心肌缺血再灌注及抗心肌肥厚等作用，並能抗血小板凝集，適用於各種類型的高血壓，並對高血壓引起的頭痛眩暈、失眠多夢、視力下降、健忘、冠心病、腦卒中、動脈硬化等併發症有預防及治療作用。杜仲雄花茶所含豐富的黃酮類化合物對女性雌激素具有雙向調節作用，可明顯改善女性更年期綜合症。經常飲用更有改善睡眠、減肥、調節雌激素、美容養顏的功效。

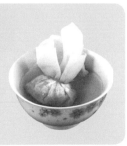

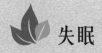 **失眠**

失眠多夢常由精神緊張、思慮過度、苦惱憂慮、心事重重、想入非非
等引起。夢是正常的生理現象，多夢與深層睡眠期時間短、睡眠深度
不夠、睡眠品質不高有密切關係，多夢並不是指做夢次數的增多，而
是對夢的記憶次數增加。失眠，中醫古籍記載稱「不寐」，其內涵與
現代醫學「失眠」概念基本一致。中醫學認為以「天人合一」理論來
認識人體「入夜則寐，入晝則寤」的睡眠與覺醒現象，是人體適應自
然的正常表現。而衛氣不得入於陰，常留於陽。留於陽則陽氣滿，陽
氣滿則陽蹻盛；不得入於陰則陰氣虛，故目不瞑矣。可以採用清熱瀉火、
疏肝降逆法，滋陰清熱、理氣解鬱法、清心寧神、調和肝脾法等治療
失眠。以下介紹的茶飲有助於睡眠，可睡前服用。

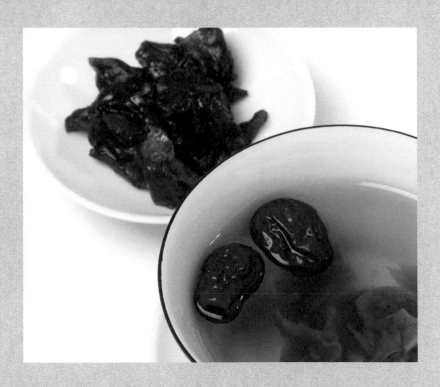

酸棗仁湯
味微苦

酸棗仁　　　知母　　　川芎

作法

酸棗仁（微炒）15克、知母6克、川芎5克，上三味粗搗篩，水煮30分鐘，去渣作茶飲用。可按個人口味酌加蜂蜜、冰糖。

功效解析

> 補虛養血、清熱、除煩安神。本方中君藥酸棗仁甘酸質潤，養血補肝，寧心安神，能通過抑制中樞神經系統，降低大腦皮層的過度興奮，從而鎮靜、催眠。知母滋陰清熱潤燥，以助君藥；川芎調肝血而疏肝氣，與上藥配伍補血與調血相結合，清熱寧心，同時養血補血，安然入眠。

忘憂飲
味淡，潤口

萱草　　　柏子仁　　　合歡花

作法

取合歡花10克、柏子仁5克、萱草8克，加入水800毫升煮開，15分鐘後取水代茶飲用。可按各人口味酌加蜂蜜。

功效解析

> 補虛養血、清熱、除煩安神。本方中君藥酸棗仁甘酸質潤，養血補肝，寧心安神，能通過抑制中樞神經系統，降低大腦皮層的過度興奮，從而鎮靜、催眠。知母滋陰清熱潤燥，以助君藥；川芎調肝血而疏肝氣，與上藥配伍補血與調血相結合，清熱寧心，同時養血補血，安然入眠。

菩提洋甘菊飲
甘香淡雅，回味無窮

洋甘菊　　　菩提葉

作法

取菩提葉8克、洋甘菊3～5朵放入玻璃壺，用開水泡至金黃色。

功效解析

> 此茶有舒緩情緒的效果，對容易緊張或失眠的人特別有效，如果在傷風感冒或運動過後飲用，可讓身體覺得更舒適。菩提有助於新陳代謝，適合在節食減肥時飲用。加入洋甘菊一起沖泡，心靈療效，安撫效果絕佳，可舒解焦慮、緊張、憤怒與恐懼，使人放鬆有耐性，感覺祥和。

含笑花茶
清香撲鼻，入口微甘

冰糖　　　　含笑花

作法

取含笑花乾 5 克，以開水 500 毫升泡 5 分鐘即可。按個人口味酌加冰糖。

功效解析

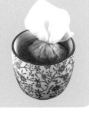

含笑花涼血解毒，護膚養顏；更具有抗氧化作用，從而延緩人體的衰老過程。它含有利尿成分，能夠促進體內毒素排出，提高新陳代謝。能鬆弛緊張的神經，有助於鎮靜身心、去除緊張、安撫煩躁的情緒，恢復身心的平衡振奮精神，激發活力，消除疲勞。具有安神解鬱作用。經常飲用還可使皮膚細嫩紅潤、光潔亮麗、富有光澤和彈性。

烏梅除煩飲
微酸澀

烏梅肉　　　茯神　　　紅棗

作法

取烏梅肉 20 克、茯神 8 克、紅棗（去核）10 顆，加入水 500 毫升煎 20 分鐘，每日分 2 次飲用。

功效解析

烏梅味酸，能斂浮熱，能吸氣歸元，故主下氣，除熱煩滿及安心也。有除煩清熱之功效，用於神經衰弱的治療效果顯著。烏梅裡的檸檬酸能幫助吸收維生素及酵素，還能預防疾病及消除疲勞，淨化血液，增強新陳代謝。茯神除煩寧心安神，紅棗養胃和中；三藥合用共奏除煩安神之效，適用於虛火導致心神不寧、失眠多夢者。

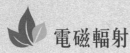 # 電磁輻射

輻射指的是能量以電磁波或粒子的形式向外擴散。自然界中的一切物體,只要溫度在絕對溫度零度以上,都以電磁波和粒子的形式不停地向外傳送熱量,這種傳送能量的方式被稱為輻射。輻射能量從輻射源向外所有方向直線放射。物體通過輻射所放出的能量,稱為輻射能。任何帶電體都有電磁輻射,當電磁輻射強度超過國家標準,就會產生負面效應,引起人體的不同病變和危害。尤其是對於長期面對電腦的上班族來說,抗輻射是必須要做的事情,所以應長期飲用抗輻射的茶飲。以下介紹的茶飲具有抗輻射、調節身體功能、增強機體抵抗力、養目護膚的作用。

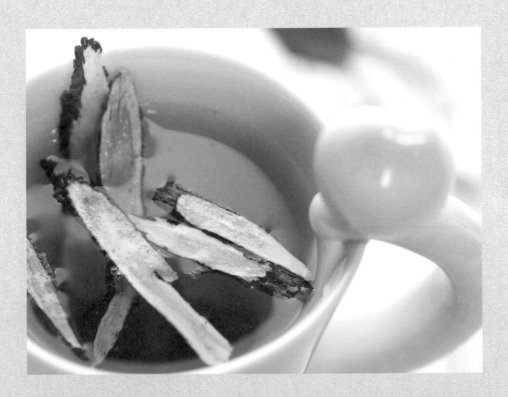

昆布茶（海帶茶）
鹹、淡、清甜潤喉

昆布

作法

1 取春季生鮮海帶（秋季海帶硬度高）用清水浸泡 24 小時後撈出瀝水晾乾，入砂鍋炒乾。
2 使用時取一片以開水泡茶飲用。也可加綠豆煮水，放入冰糖後飲用。

功效解析

消痰軟堅；利水退腫。可用於甲狀腺腫大、睪丸腫痛、疝腳氣水腫等病症。實驗證明，海帶中富含多醣，對於預防放療所致造血組織損傷，刺激造血恢復及增強癌症患者的免疫功能，合併放射治療有一定實際意義。而綠豆清熱排毒，對於久在電腦前辦公的上班族來說可做必備飲品。

刺玫果茶
味道微酸澀

刺玫果

作法

每次取刺玫果 7 ～ 8 顆放入 85℃的水中泡 5 分鐘即可飲用。

功效解析

刺玫果富含各種維生素，是維生素缺乏症的良藥，可用來治療高血壓、動脈粥樣硬化、腦溢血，肝、腎疾病，胃潰瘍。刺玫果有顯著的抗衰老、抗疲勞、抗輻射、耐缺氧、除血栓、降血壓、防癌、治癌、強身壯陽、健腦增智、延年益壽的作用。

素馨茉莉花茶
甘香潤滑，馨香四溢

素馨　　茉莉花

作法

取素馨 10 克、茉莉花 5 克用 85℃水 300 毫升泡 5 分鐘。

功效解析

素馨花善於行氣調經止痛，清熱散結。用於胃痛，肝炎，月經不調，痛經，帶下，口腔炎，皮膚瘙癢，睪丸炎，乳腺炎，淋巴結結核；現代研究表明其對抗腫瘤防輻射有明顯作用。茉莉花疏肝理氣、調暢血氣，常喝可舒緩神經，使氣血沖和、心情愉悅。

魚腥草甘和茶
甘甜，有特殊魚腥味

魚腥草　　　甘草

作法

取魚腥草 8 克、甘草 5 克，用 85℃水 300 毫升泡 5 分鐘。

功效解析

魚腥草味辛、性微寒，入肺經，具有清熱解毒、消癰排膿、利尿通淋等功效，常用於治療肺癰、肺熱咳嗽、瘡瘍腫毒等症。現代藥理研究表明，魚腥草中含有的精油、魚腥草素等多種成分，對金黃色葡萄球菌、肺炎雙球菌等多種致病菌及流感病毒、鉤端螺旋體等有較強抑制作用，能增強白血球和巨噬細胞的吞噬能力，提高人體免疫力。此外，還有利尿、鎮咳、平喘、促進組織再生以及抗腫瘤、防輻射等作用。

刺梨蜜紅茶
茶水微酸澀，口感清新

紅茶　　　蜂蜜　　刺梨

作法

取刺梨 5～6 顆放進杯子，先倒入開水洗茶，將水濾掉，然後再倒入開水，悶大約 5 分鐘即可飲用。

可重複沖服直到味淡。也可加綠茶、紅茶或者花草茶，再加入蜂蜜味道較佳。

功效解析

刺梨可增強機體對傳染的抵抗力，降三高，抗衰老，防癌、抗癌，排鉛作用，治療壞血病，治療腳氣病，口腔炎症及夜盲症，促進人體正常發育，健脾助消化解疼痛。此外，刺梨中的維生素 E 和 SOD 及過氧化氫酶則組成一個消除超氧化物陰離子的自由基等活性氧的防護體系，對經常暴露於電磁輻射的人體有很好的保護作用。

痛經

痛經，或稱為經期疼痛，是婦科病人最常見的症狀之一。許多婦女在經期有輕度不適，不過嚴重痛經指的是經期的疼痛影響了正常活動，且需要藥物治療。週期性的經期疼痛是常見的，並且發生於大多數月經週期。痛經常為絞痛並伴有下背部痛、噁心、嘔吐、頭痛或腹瀉。除了平日注意鍛煉身體、增強體質之外，還可透過喝茶來調理身體，下面介紹的茶飲大多具有行氣、止痛、活血化瘀、暖宮健脾、調和臟腑等作用。適時飲用可以起到緩解痛經的作用。

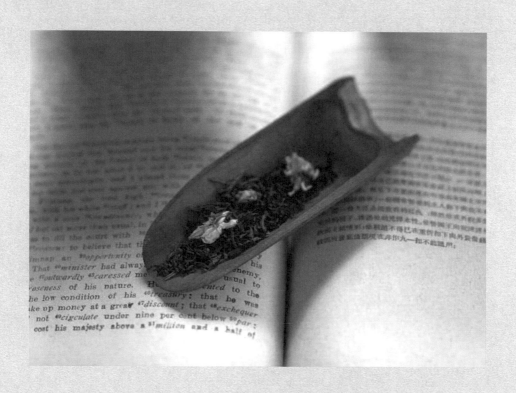

艾草紅糖水
香甜味濃

艾草　　生薑　　紅棗　　紅糖

作法

取艾草 15 克、生薑 5 片、紅棗 5 顆、紅糖 3 茶匙，用水煮開做茶飲用。

功效解析

溫經止血，散寒調經止痛。艾草辛溫，可暖氣血而溫經脈，逐寒濕，止冷痛，尤善調經。其含有精油、黃酮類化合物等，能明顯縮短出血和凝血時間，對子宮平滑肌起興奮作用，因此對痛經、月經過多很有療效。生薑散寒溫中，紅棗和中，三藥合併，齊驅寒邪冷痛之症。

宿根亞麻茶
馨香沁鼻，入口甜蜜

蜂蜜　　宿根亞麻花

作法

取宿根亞麻花 5 克，放入 85℃ 開水中泡 3 ～ 5 分鐘，再加蜂蜜 1 茶匙。

功效解析

宿根亞麻能活血通絡，善於治療瘀血、腹痛、產後惡露、閉經、痛經。其中富含的亞麻油和蜂蜜混合能起到調暢氣機、活血祛瘀、通經止痛的效果，並能潤澤肌膚，去掉臉上的雀斑。常喝使人放鬆精神，血氣和暢。對由於精神刺激性痛經閉經的上班族尤為適用。

鼠尾草茶
芳香沁鼻，入口潤滑微甘

鼠尾草

作法

取鼠尾草 20 克，放入 85℃ 開水 500 毫升中泡 5 分鐘，酌加冰糖口味更佳。

功效解析

鼠尾草味苦；辛；性平，能清熱利濕，活血調經，解毒消腫，適用於赤白下痢，濕熱帶下，月經不調，痛經；瘡瘍癰腫；跌打損傷等症。其富含各種芳香精油成分，具有抗菌消炎的作用，能促進細胞再生，修護皮膚細胞組織，調節皮膚油脂分泌，減輕炎症和腫脹的肌膚問題。經常飲用除了能調經，更能改善膚質，為女性美容養生必備之品。

兩地槐花飲
香甜味濃

生地

地骨皮

槐花

作法

生地、地骨皮、槐花各取 10 克，加入水 800 毫升，煮至 600 毫升，分 3 次飲用。

功效解析

本茶清熱固經。生地清熱養陰，地骨皮善於清虛熱，槐花涼血止血、清肝瀉火；用於血熱導致的月經過多，經色深紅或紫紅，質地黏稠有血塊，腰腹脹痛。能清虛熱，除煩渴。適用於長期飲食不節或者情志不暢導致的鬱熱、痛經等患者。

香附白芍調經茶
微苦，可酌加蜂蜜

香附

白芍

甘草

作法

香附 15 克、白芍 10 克、甘草 5 克，加入水 800 毫升煮 20 分鐘後飲用。

功效解析

香附疏肝理氣止痛；白芍柔肝養陰、緩急止痛。二者伍用，有疏肝、養陰、理氣、止痛之功效，用於治療肝鬱血虛之月經不調、經行腹痛者。經常飲用能調暢氣機、治療痛經、閉經及經期血塊過多等症。

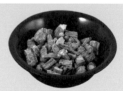

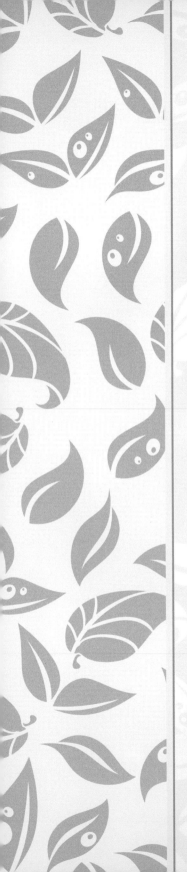

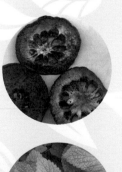

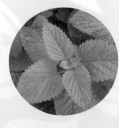

Part 2

9大體質保健飲

總是氣色差、提不起勁?

常失眠、感到焦慮?

無論生活是朝九晚五還是日夜顛倒

掌握好體質,讓你聰明喝出健康

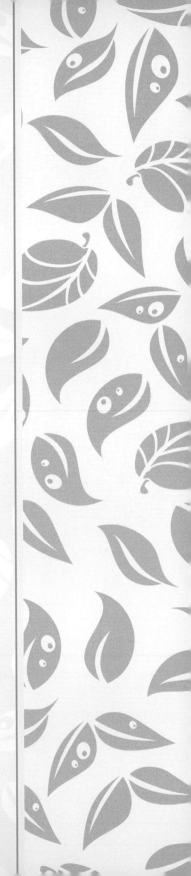

健康・平和體質
喝對茶讓你生命長青

平和體質又叫做「平和質」，是最穩定的、最健康的體質！是以體態適中、面色紅潤、精力充沛、臟腑功能狀態強健壯實為主要特徵的一種中醫體質養生狀態。

形體特徵：體形勻稱、健壯。
常見表現：面色、膚色潤澤，頭髮稠密有光澤，目光有神，鼻色明潤，嗅覺通利，味覺正常，唇色紅潤，精力充沛，不易疲勞，耐受寒熱，睡眠安和，胃口良好，兩便正常，舌色淡紅，苔薄白，脈和有神。
心理特徵：性格隨和開朗。
形成原因：一般產生的原因是先天稟賦良好，後天調養得當。

 生活影響及注意事項

平和體質者平時較少生病，對自然環境和社會環境適應能力也較強。但仍有需注意的事項。

對於平和質者，養生保健宜飲食調理而不宜藥補，因為平和之人陰陽平和，不需要藥物糾正陰陽之偏正勝衰，如果用藥物補益反而容易破壞陰陽平衡。對於飲食調理，首先要「謹和五味」。飲食應清淡，不宜有偏嗜。因五味偏嗜，會破壞身體的平衡狀態。如過酸傷脾，過鹹傷心，過甜傷腎，過辛傷肝，過苦傷肺。

其次，在維持自身陰陽平衡的同時，平和質者還應該注意自然界的四時陰陽變化，順應此變化，以保持自身與自然界的整體陰陽平衡。再則，平和質的人還可酌量選食具有緩補陰陽作用的食物，以增強體質。

總之，如果你是平和體質，最關鍵的就是要保持按照自然、簡單、規律的方法生活，不要沒事找事、畫蛇添足，不然過猶不及。也就是說，若是平和體質，只需要合理膳食、睡眠充足、適量運動、戒煙限酒保持心態平衡即可。

 ## 適合平和體質的中藥

除寒、熱、溫、涼四種藥性之外，還有一部分性質平和，稱之為平性的藥物。由於平性藥物的作用沒有寒涼藥或溫熱藥來得顯著，所以在實際上雖有寒、熱、溫、涼、平五氣，而在習慣上仍叫做四氣。平性的藥物，因為作用緩和，一般說來，不論是寒性的或熱性的體質，都可配合食用。

補益類的平性藥：

補氣	人參（參鬚）、黨參、西洋參、太子參、黃耆、甘草
滋陰	麥冬、沙參、枸杞子、桑椹、女貞子、百合、玉竹、黃精、石斛、旱蓮草等
補血	熟地、紅棗、當歸、桂圓肉等；補陽的平性藥有杜仲、續斷、菟絲子、核桃肉、骨碎補、肉蓯蓉等

人參潤肺寧心，開脾助胃；蓮肉有清心醒脾之用；青皮快膈除膨脹，且利脾胃；芡實益精治白濁，兼補真元。遠志有寧心之妙；茯神寧心益智，除驚悸之屙。白茯苓補虛勞，多在心脾之有眚；穀芽養脾；紅棗中和藥性。這些本草藥性平和，均適合平和體質的人飲用。

蓮子茶
氣微，味甘淡

蓮子肉　　蜂蜜

作法

取蓮子 15 克、蜂蜜適量，加入熱開水悶泡 15 分鐘即可。

功效解析

> 蓮子肉性平、味甘澀，入心、脾、腎經；補脾止瀉，益腎澀清，養心安神。

參鬚茶
含人參特有香氣，味甘甜

作法

細參鬚 3 ～ 5 根，加入熱開水悶泡數分鐘。

參鬚

功效解析

> 人參可補氣安神、固脫生津；而現代藥理學研究人參中所含的人參皂苷和人參多醣是人體調節免疫功能的活性成分，不但對正常人，而且對免疫功能低下的人均有提高免疫功能作用。人參多醣是人參中提純的高分子酸性多糖，是一種免疫增強劑。偶爾飲用此茶可延年益壽，但是藥性稍溫，故不可多飲常服。

遠志甘草飲
略帶藥氣，味甘淡

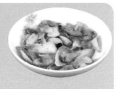

遠志　　　甘草

作法

取遠志、甘草各 10 克，加入適量開水泡沖 5 分鐘。

功效解析

> 遠志味辛、苦，入心、腎、肺經，能安神益智、祛痰、解鬱；甘草則補脾益氣、清熱解毒、祛痰止咳、緩急止痛、調和諸藥。而該款茶藥性較為平和，有寧心安神補益的功效。

茯神紅棗茶
有紅棗的香氣，嘗之甘甜

 茯神 紅棗

作法

取茯神 10 克、紅棗 5 ～ 8 顆，加入熱開水後悶泡片刻。

功效解析

茯神性味甘淡平，有寧心安神的功效；而紅棗有補益氣血、養心安神的作用，故該茶有養血安神寧心之功。

生薑茶
特有的生薑芳香，辛辣可口

 生薑 綠茶

作法

1 切生薑 3 ～ 5 片，備用。
2 取綠茶 10 克，用熱開水濾洗過綠茶後加入生薑。
3 加入適量開水悶泡，倒出茶水待溫後即可。

功效解析

生薑芳香、性辛辣，為溫中補陽之品；而茶在中醫看來為益陰補陰之物，故生薑和茶一起合用，既相互制約其性，又有陰陽互補的作用，平和的體質可飲用該茶。

黃耆麥冬茶
含人參特有香氣，味甘甜

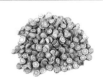 黃耆 麥冬

作法

取黃耆、麥冬各 10 克，加入熱水悶泡片刻。

功效解析

黃耆氣微溫，氣薄而味濃，可升可降，陽中之陽也，無毒。專補氣。入手太陰、足太陰、手少陰之經。其功用甚多，而其獨效者，尤在補血。而麥冬擅長養陰生津、潤肺清心。故此茶可陰陽雙補、益氣養血，但也需注意不可常服多飲。

枇杷花茶
口感清爽，微甘

冰糖　　　　　枇杷花

作法

1 取枇杷花 14 克，放進杯中。

2 以沸水沖泡，稍等片刻即可飲用

🌿可用蓋杯沖泡也可用大壺浸泡，加適量冰糖或蜂蜜風味更佳。

功效解析

枇杷花茶具有潤喉、潤肺、化痰止咳、清火解熱、治頭痛、傷風、流鼻涕等功能。對肺部疾病、清熱解毒及呼吸道有極好功效作用。含有多種維生素，具有獨特的保健作用。男女老少皆可飲用，特別對吸煙和飲酒過量者效果更佳。

芡實蜜茶
味道甘淡

芡實　　　　　蜂蜜

作法

1 把芡實研磨成粉末。

2 取芡實粉 10 ～ 15 克、蜂蜜適量，加入熱開水攪拌均勻靜待數分鐘。

功效解析

芡實性味甘澀平，有固腎澀精、補脾止泄、利水滲濕的功效。該味茶有平補脾腎的作用。

穀芽甘草茶
甘甜可口

穀芽　　　　　甘草

作法

取穀芽 3 ～ 5 克、甘草 3 克，沖入熱開水後即可飲用。

功效解析

谷芽味甘性平，如脾胃二經，有健脾開胃的作用；而甘草藥性平和緩和，有顯著的補氣益氣的功效，故平和體質之人常飲此茶既無化熱、寒化之虞，可平補脾胃。

糖漬無花果茶
潤香可口

無花果

作法

1 取無花果 500 克，洗淨後放入鍋中，用勺子將每個果實壓扁，加入白糖醃漬 1 日。

2 待果實浸透糖汁後，再用小火熬至汁液微乾，停火待冷，再拌入白糖 250 克，放瓶中密封保存。

3 每次取 1 ～ 3 茶匙加入約 80℃的溫開水 500 毫升沖泡飲用。

功效解析

無花果味甘；性涼，歸肺、胃、大腸經，清熱生津、健脾開胃、解毒消腫。無花果含有蘋果酸、檸檬酸、脂肪酶、蛋白酶、水解酶等，能幫助人體對食物的消化，促進食慾，又因其含有多種脂類，故具有潤腸通便的效果；無花果所含的脂肪酶、水解酶等有降低血脂和分解血脂的功能，可減少脂肪在血管內的沉積，進而起到降血壓、預防冠心病的作用。

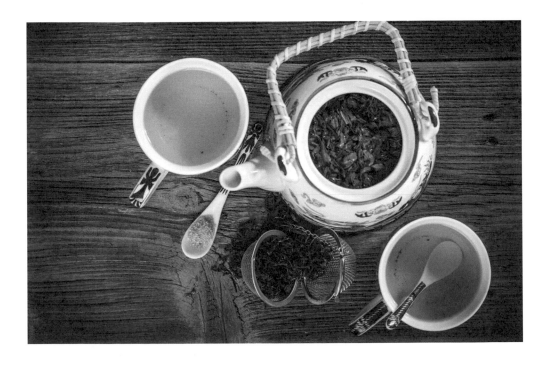

氣短・氣虛體質
喝對茶讓你氣足神旺

氣虛體質者易氣虛，氣息低微、臟腑功能狀態低下為其主要特徵的體質狀態。

形體特徵：形體消瘦或虛胖，肌肉不健壯。

常見表現：由於機體內氣的化生不足，容易氣短（呼吸短促，接不上氣），喜歡安靜，不喜歡說話，說話聲音低弱，容易感冒，常出虛汗，經常感到疲乏無力。舌淡、胖嫩、邊有齒痕，脈象虛緩。有的可見面色萎黃或淡白，目光少神，口淡無味，唇色少華，毛髮不澤，頭暈，健忘，大便正常，或雖便祕但不結硬，或大便不成形，便後仍覺未盡，小便正常或偏多。

心理特徵：性格內向，情緒不穩定，膽小，不喜歡冒險。

氣虛體質形成的原因有：

1. 母親懷孕時營養不足，妊娠反應強烈持久，不能進食、早產、餵養不當。或父母一方是氣虛體質。
2. 大病、久病之後，元氣大傷。
3. 精神過勞，長期過度用腦，勞傷心思，思慮傷脾。
4. 長期節食會造成人體攝入營養不足，形成氣虛。
5. 喜歡吃冰冷寒涼食物、肥甘厚膩、缺乏運動。

生活影響及注意事項

氣虛體質對人體的主要影響：

1. 氣虛者存在衛陽不固，平時容易感冒，天氣變幻時更為明顯。

2. 脾胃為後天之本，為「氣血生化之源」，故氣虛的人也容易存在脾胃虛弱的問題，表現在食少納差，消化不良，經常腹脹，大便溏泄。

3. 氣屬陽，氣虛之人陽氣鼓動生髮的作用不明顯，常有倦怠乏力、語聲低微、情緒低落等一派虛症。

4. 發病傾向：平素體質虛弱，易患感冒；發病後因抗病能力弱，難以痊癒；易患內臟下垂、虛勞等病。

5. 對外界環境適應能力：氣虛衛外失固，不耐受寒邪、風邪、暑邪。

因肺主一身之氣，腎藏元氣，脾胃為「氣生化之源」，故氣虛的養生總則為補氣養氣，脾、胃、肺以及腎皆當溫補。並且要緩緩補，不要峻補。氣虛體質者適宜常吃性平或偏溫的、具有補益作用的食品。補氣的食物和藥材有淮山、芡實、蓮藕、香菇、雞肉、豬肚、牛肉、羊肉、麥芽糖、黃豆、蓮子、人參、黃耆等。

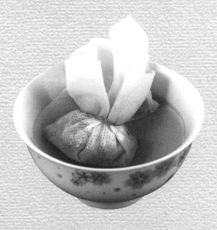

人參茶
人參香氣，甘淡清甜

人參

作法

1 人參（西洋參、花旗參、黨參均可）切成薄片 5 ～ 10 克，放入杯中，沖入開水悶蓋，過 20 分鐘即可飲用。

2 可泡服 2 ～ 3 次，至參片淡而無味為止。

功效解析

> 人參具有補元氣、安神生津的作用，是補氣佳品，對許多因缺乏鍛煉而氣虛的人來說，喝人參茶再好不過。

人參蓮子茶
稍有甜味，有人參特有香氣

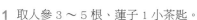
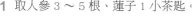
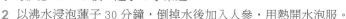

人參　　　　蓮子

作法

1 取人參 3 ～ 5 根、蓮子 1 小茶匙。

2 以沸水浸泡蓮子 30 分鐘，倒掉水後加入人參，用熱開水泡服。

功效解析

> 人參具有補元氣、安神生津的作用，是補氣佳品；蓮子性平、味甘澀，補脾止瀉，益腎澀清，養心安神。取此兩味藥可共奏益氣健脾的功效。

黨參紅棗茶
味道甘甜，有棗香及人參味

黨參　　　　紅棗

作法

取黨參 10 ～ 15 克、去核紅棗 10 ～ 15 顆，沸水沖泡後即可飲用。

功效解析

> 黨參可補中益氣、生津，治脾胃虛弱，氣血兩虧，體倦無力，食少；紅棗養血寧心、健脾和胃，合用可益氣補血。

四君子茶
甘甜可口，帶有特殊藥氣

黨參　　　白朮　　　茯苓　　　甘草

作法

取黨參 10 克，白朮、茯苓、甘草各 5 克，水煮 5 分鐘或熱開水悶泡 15 分鐘後即可飲用。

功效解析

四君子是中醫用於補氣的基礎配方，藥材精少卻效果明顯。黨參補中益氣，並可生津；白朮則健脾益氣；而茯苓性味甘淡平，具有滲濕利水、健脾和胃、寧心安神的功效，甘草補中緩急，調和諸藥。四藥組合能健脾益氣。

玉屏風茶
飲之稍苦，回味甘甜

黃耆　　　白朮

作法

取黃耆 5 ～ 10 克，白朮、防風各 5 克，沸水煮 5 分鐘或者熱開水悶泡 10 分鐘後就可飲用了。

功效解析

黃耆益氣固表，升陽舉陷；白朮健脾益氣；防風祛風解表；勝濕止痛；解痙；止癢。故該茶飲可調和陰陽，益氣固表，適用於那些經常感冒的氣虛人群。

黨參黃耆茶
略帶藥氣，味道甘淡

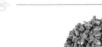

黨參　　　黃耆

作法

取黨參、黃耆各 5 克，以開水悶泡數分鐘。

功效解析

黨參補中益氣，並可生津；黃耆則益氣固表，升陽舉陷；這兩味藥都是補氣的佳品，且藥性較平和，共用能增加益氣的效果又不助陽生熱，適合氣虛者長期飲用。

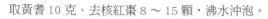

黃耆紅棗茶
稍有藥味，味辛甜

黃耆　　　　　紅棗

作法

取黃耆 10 克、去核紅棗 8 ～ 15 顆，沸水沖泡。

功效解析

> 黃耆擅長補氣固表，紅棗養血寧心、健脾和胃，共用陰陽互補，更能促進陽氣生成。

黃耆茯苓茶
茶味甘淡

黃耆　　　　　茯苓

作法

取黃耆、茯苓各 10 ～ 15 克，沸水悶泡 10 分鐘。

功效解析

> 黃耆味甘氣微溫，可補氣固表，茯苓健脾和胃、滲濕利水。合用作茶飲可補益中氣。

薑棗茶
生薑味辛辣，甘甜可口

紅棗　　　　　生薑

作法

將去核紅棗 15 ～ 20 顆、生薑片 5 ～ 8 片，直接加入熱開水悶泡數分鐘。

功效解析

> 生薑性味辛溫，有補益脾胃、溫中止嘔的功效，而紅棗甘溫，為補脾胃、養血安神之藥，
> 常用於治療脾氣虛、血虛。故該茶有益氣養血的作用。

黃耆桂圓紅棗茶
氣微，味甘甜

黃耆　　　　桂圓　　　　紅棗

作法

取黃耆 10 ～ 15 克、桂圓 10 ～ 20 克、去核紅棗 8 ～ 10 顆，沸水泡服。

功效解析

> 黃耆擅長補氣固表；桂圓性味甘平，補益中氣，養血安神；紅棗養血寧心、健脾和胃，
> 共用可補中益氣。

缺水・陰虛體質
喝對茶讓你滋潤津生

陰虛體質是指人體精、血、精等陰液虧損，失去潤澤臟腑、滋養經脈肌膚的功用，並且無以制陽，從而出現虛火上炎的偏頗。該類人群多表現為燥熱、乏力。

形體特徵：多體形瘦長。
常見表現：表現有五心煩熱，潮熱盜汗，兼便祕、口乾及眼睛酸澀、小便短黃，脈細數，舌紅少津，少苔等症。
心理特徵：容易失眠，時常焦慮不安；或者性情較急躁，容易心煩氣躁、脾氣差。

導致陰虛的原因通常有：
1. 先天稟賦、父母遺傳。
2. 情緒長期壓抑不舒展，不能正常發洩，鬱結化火，故陰液暗耗。
3. 長期使用辛辣燥熱的食品。
4. 經常熬夜。
5. 過多服用利尿藥或清熱利濕藥。

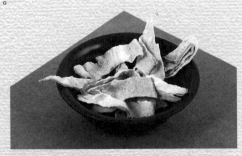

生活影響及注意事項

陰虛體質對人體的主要影響為陰虛體質的多虛火，畏熱喜涼，冬寒易過，夏熱難受。而秋天氣候特點是秋燥，所以陰虛體質的人也是最怕燥熱的。陰虛體質者不耐油炸煎炒的食物，因為食物經過油炸煎炒，具備了火熱的特性，容易傷陰上火，而陰虛體質的人本身就陰血虧虛甚者夾雜火旺，故更加耐受不了熱氣之物。陰血虧虛也使得心血不足，心失濡養潤澤，故容易心煩，長期心煩焦慮致使心火更旺，耗傷陰血，就容易形成一種噁心循環。若常待在室內可用加濕器調節環境的濕度，保持在最合適的濕度。不適合夏練三伏，否則又上火又傷陰。工作環境要儘量避開烈日酷暑，不要汗出太多。

滋養肝腎、滋陰清熱、鎮靜安神，關鍵在補陰。五臟之中，肝藏血，腎藏精，同居下焦，所以，以滋養肝腎二臟為要。陰虛體質者四季調養還須注意：夏宜清涼，秋要養肺。這是因為陰虛體質的多虛火，畏熱喜涼，冬寒易過，夏熱難受，所以炎熱的夏季應注意避暑。而秋天氣候特點是秋燥，而陰虛體質的人最怕燥，秋季是陰虛體質養生的另一關鍵期，所以秋天養肺，應該吃一些清涼滋潤的食物，如燕窩、銀耳、沙參、麥冬、玉竹、百合、雪梨、柿子等，這些清潤的食物可緩解秋燥帶來的不適。

食物的烹調方式多採用燜、蒸、煮、燉的方式，這樣就不容易上火、保住真陰。現實生活我們常用於滋陰生津的藥材有：生地、女貞子、山茱萸、墨旱蓮、枸杞子、山藥、桑葚子、沙參、麥冬、玉竹、百合等。

鹽蓮子心茶
味道鹹苦，餘後回甘

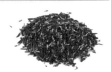
蓮子心

作法

將蓮子心 30 粒用水煎，放入鹽，頻服之。每晚臨睡前服用更宜。

功效解析

> 蓮子心是蓮子中央的青綠色胚芽，味苦，有清熱、固精、安神、強心的功效，擅長清心火、平肝火、瀉脾火、降肺火、消暑除煩以及生津止渴。而鹽其味鹹，性寒，入胃、腎、大小腸經，具有清熱解毒、涼血潤燥、滋腎通便的功能。故本茶可治心煩、口渴、目赤腫痛等陰虛火旺的症狀。

熟地山萸肉茶
稍帶藥氣，甘酸略苦

熟地　　　　　　山萸肉

作法

取熟地、山萸肉各 10 克，加入熱水悶泡 10 分鐘。

功效解析

> 山萸肉補益肝腎，澀精固脫；熟地補血養陰，填精益髓；共用功可媲美六味地黃，可補益肝腎，補腎益精。

蘆根麥冬飲
甘甜可口，氣微

蘆根　　　　　　麥冬

作法

將蘆根 30 克、麥冬 15 克水煮 15 分鐘或沸水悶泡一段時間。

功效解析

> 蘆根味甘、性寒，功能清熱生津、除煩止嘔、利尿、透疹。而麥冬養陰生津、潤肺清心。故用於陰虛患者（症見口渴咽乾、多飲、心煩不寧，或見低熱），功能滋陰潤燥，清熱安神。

菊花枸杞麥冬茶
花香宜人，甘甜質潤

麥冬

枸杞子

菊花

作法

取菊花 15 克、枸杞子 30 克、麥冬 8 ～ 15 顆，熱水泡 5 分鐘。

功效解析

> 菊花味甘苦，性微寒，有散風清熱、清肝明目和解毒消炎等作用。枸杞子性味甘平，無毒，有很好的滋補作用，補腎益精、養肝明目、潤肺燥、養血；而麥冬養陰生津，潤肺清心。故此茶飲可滋陰養陰，為陰虛體質的養生保健之佳品。

銀耳紅棗飲
銀耳質滑，甘甜滑口

紅棗

冰糖

銀耳

作法

將沸水浸泡過的銀耳，稍瀝乾後置於杯皿中，加入去核紅棗 8 ～ 15 顆、冰糖適量，沖入沸水悶泡 5 ～ 10 分鐘即可。

功效解析

> 銀耳有潤肺養胃、清熱生津、補氣和血之功，作為營養滋補品，它適用於老弱婦孺和病後體虛者，還具有扶正強壯作用，對高血壓、血管硬化患者，尤為適宜。紅棗健脾益胃、養血安神。故該茶飲具有養陰潤燥、補血寧神的作用。

百合茶
甘甜稍淡，氣微

冰糖

百合

作法

取百合 15 ～ 25 克、冰糖適量，煮水或沸水悶泡 15 分鐘後即可飲用。

功效解析

> 百合甘苦微寒，能潤肺和胃、清心安神，故該茶飲可用於改善調節陰虛體質人群的心煩不安、失眠多夢。

麥冬枸杞菊花茶
菊花香氣濃郁，甘甜質潤

 菊花
 枸杞子
 麥冬

作法

取菊花 15 克、枸杞子 30 克、麥冬 8 ～ 15 顆，熱開水悶泡片刻。

功效解析

> 麥冬擅長養陰生津，潤肺清心，並能提高免疫力，多用於有肺陰受傷；而枸杞子味甘、
> 性平，有補腎益精、養肝明目、潤肺止咳等功效。現代藥理學證明，枸杞子有使皮膚細
> 嫩、明目烏髮等作用。

五味烏梅玫瑰茶
花香濃郁，入口酸後回甘

 五味子
 烏梅
 玫瑰花

作法

五味子洗淨，用開水略燙後立刻撈出，放在茶杯內，加入烏梅、玫瑰花各 5 克，用開水悶泡
10 ～ 15 分鐘。

功效解析

> 五味子可生津收汗、滋腎澀精和養心安神；烏梅則收斂生津，而玫瑰花透發清涼、清熱
> 瀉火，對心火熱有奇效，故該茶有生津止渴、清心斂肺的功能。適合心肺陰虛者或因陰
> 虛導致的身體倦困、呵欠連連，腳軟無力、體熱食慾缺乏、心煩汗多的人。

花旗參茶
味甘淡，有人參的特殊香氣

作法

將參切成薄片，取 3 ～ 5 克，沸水沖泡數分鐘後即可。

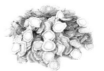 西洋參

功效解析

> 西洋參又稱花旗參，其補氣養陰，清熱生津。用於陰虛內熱所致的虛熱煩倦、消渴、口
> 燥咽乾等。

百合紅棗茶
質潤滑口，甘甜清香

百合

紅棗

冰糖

作法

1 取百合乾品 20 克（或鮮百合 50 克），先浸泡 30 分鐘或更久。
2 煮沸後加入紅棗 20 顆、冰糖少許，同煎備服。

功效解析

> 百合有清心安神、潤肺止咳、清熱利尿、清熱解毒、涼血止血、健脾和胃等功效；紅棗養血寧心安神，冰糖味甘，性平，歸脾、肺經，能補中益氣、和胃、止渴化痰，通常認為冰糖潤補。故本茶養陰潤肺、安心寧神，適宜於陰虛中肺胃陰虛者，表現在口渴唇燥，失眠或乾咳不止，對病後餘熱未清或痛風患者尤宜。

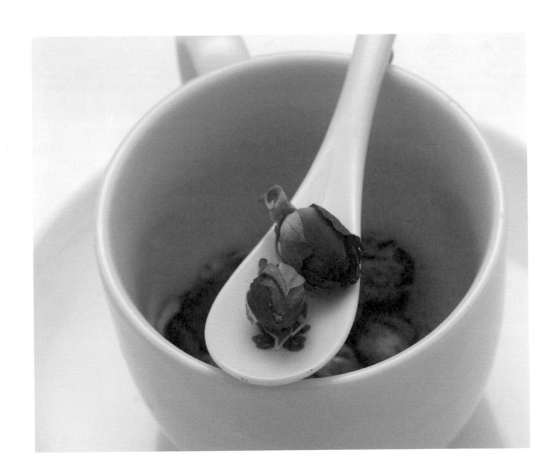

怕冷・陽虛體質
喝對茶讓你陽氣長旺

陽氣不足，以畏寒怕冷、手足不溫等虛寒表現為陽虛體質的主要特徵。

形體特徵：肌肉鬆軟不實。
常見表現：平素畏冷，手足不溫，喜熱飲食，精神不振，舌淡胖嫩，脈沉遲。
心理特徵：性格多沉靜、內向。
形成原因：先天不足，長期在寒濕環境下工作，冬季穿衣服過少等。

 ## 生活影響及注意事項

陽虛體質者易患痰飲、腫脹、泄瀉等病；感邪易從寒化。耐夏不耐冬；易感風寒、濕邪。在飲食上，可多食牛肉、羊肉、韭菜、生薑等溫陽之品，還可食當歸生薑羊肉湯等。少食梨、西瓜、荸薺等生冷寒涼食物，少飲綠茶。

陽虛體質常用藥物有鹿茸、海狗腎、蛤蚧、冬蟲夏草、巴戟天、淫羊藿、仙茅、肉蓯蓉、補骨脂、胡桃、杜仲、續斷、菟絲子等。

肉桂茶
香氣辛銳持久，入口醇厚

肉桂　　蜂蜜

作法

將乾燥肉桂 2 茶匙加入熱開水，浸泡約 10 分鐘，過濾。再添加蜂蜜增加口感。

功效解析

> 肉桂具有散寒止痛、補火助陽、暖脾胃、通血脈、殺蟲止痢的功效。陽虛體質者喝一杯肉桂茶可以讓整個身體暖起來，飽餐後飲用也可幫助消化。

山楂茶
酸甜適中

山楂　　乾荷葉　　薏苡仁　　甘草

作法

1 取山楂 500 克、乾荷葉 200 克、薏苡仁 200 克、甘草 100 克，共研細末。
2 分為 10 包，每日取 1 包沸水沖泡代茶飲，茶淡為度。

功效解析

> 本茶飲有防治心血管疾病、降低血壓和膽固醇、軟化血管及利尿和鎮靜的作用。開胃消食，特別對消肉食積滯作用更好。山楂有活血化瘀的功效，有助於解除局部瘀血狀態，對跌打損傷有輔助療效。山楂中有平喘化痰、抑制細菌、治療腹痛腹瀉的成分。老少皆宜，胃酸分泌過多者勿空腹食用。注意：孕婦禁食，易促進宮縮，誘發流產。

黑茶
有特殊花香或熟綠豆香，滋味醇和

黑茶

作法

將黑茶約 15 克投入杯中，按 1：40 左右的比例以沸水沖泡。

🍃一定要用 100℃的沸水，才能將黑茶的茶味完全泡出。

功效解析

> 黑茶藥性味苦、甘、性平和，具有雙項調節的性味，能清火，又能溫胃散寒，調節虛寒慢性腹瀉，還能醒神益思，和胃生津，健脾祛溫，化食消積。

薑茶
辛辣微甜，香氣四溢

生薑

作法

取指頭大小的鮮薑 1 塊，去皮、切丁，加點蔗糖放入杯中，倒入滾水，泡 15 分鐘後飲用。

功效解析

> 薑茶有辛辣的刺激性香味，能促進肢體末端的血液循環，建議怕冷的人多喝。促進消化、強健循環系統，緩和噁心感、暈車、害喜、畏寒。

淫羊藿茶
無苦澀，略甜

紅茶　　　淫羊藿

作法

將淫羊藿 5 克、紅茶 3 克放入杯中，用開水 200 毫升沖泡後飲用，沖飲至味淡。

功效解析

> 淫羊藿又名仙靈脾，具有補腎壯陽、祛風除濕；催淫、鎮咳、祛痰、平喘、降壓的功效。可以治療男性的陽痿不舉、遺精、小便淋漓、筋脈拘攣、半身不遂、腰膝無力、風濕痹痛等症狀。淫羊藿是常用的補陽藥，對陽虛體質的人有較好療效，它不僅能溫陽，還有祛風濕的功效，因此陽虛兼具風濕疼痛的人可常服此茶。

補骨脂茶
大溫氣厚，味兼苦

補骨脂

作法

取補骨脂 5 克左右，加入熱開水悶泡 10 分鐘後即可。

功效解析

> 補骨脂味辛；苦；性溫。補腎助陽；納氣平喘；溫脾止瀉。此外，現代研究表明，補骨脂在對心血管疾病、過敏、免疫方面有較強的功效，還具有止血作用。長飲此茶可以益氣健脾。

巴戟天紅茶
甘甜微辛

巴戟天　　　紅茶

作法

將巴戟天 5 克、紅茶 3 克放入杯中，用開水 200 毫升沖泡後飲用，沖飲至味淡。

功效解析

巴戟天具有補腎陽、壯筋骨、袪風濕、降壓的功效。一般用於治療陽痿、少腹冷痛、小便失禁、子宮虛冷、月經不調、宮寒不孕、風濕寒痹等症狀。巴戟天與淫羊藿的不同點在於，巴戟天藥力比淫羊藿稍緩，且甘潤不燥。淫羊藿茶適合男性陽虛體質飲用，而巴戟天更適合女性陽虛體質飲用。

黃耆鹿茸茶
氣味清香，味道甘淡

黃耆　　　鹿茸

作法

將黃耆切片 5 克、鹿茸切片 2 克放入杯中，加開水適量沖泡後悶 10 分鐘即可。可反覆沖泡。

功效解析

黃耆具有補氣固表、利水退腫、托毒排膿、生肌等功效。有增強機體免疫功能、保肝、利尿、抗衰老、抗應激、降壓和較廣泛的抗菌作用。而鹿茸「善於補腎壯陽、生精益血、補髓健骨」。二味合用可以有效提高機體免疫功能，補益人體陽氣。

茴香茶
味道辛香，可加適量蜂蜜調飲

小茴香

作法

取小茴香 9～15 克，用紗布包好，放入茶杯中，沸水沖泡數分鐘即成。每日 1 劑。

功效解析

此茶具有理氣止痛，和胃散寒的功效，可以治療寒疝，少腹冷痛，痛經，腎虛腰痛，胃痛，嘔吐，胃脹氣，乾、濕腳氣，疝痛，陰囊積水，血吸蟲病，「培根」病，夜盲等症狀。適用於陽虛體質中偏胃陽虛寒的人群。

人參茶

味微苦、甘

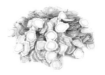

西洋參

作法

將人參切成薄片,放入保溫杯內,用開水悶泡 30 分鐘即可。

功效解析

人參的皂苷含量高於人參根,具有補五臟、安精神、止驚悸、明目益智之功效,對脂質、糖的代謝,對核酸及蛋白質的合成有促進作用,可促使肝細胞和神經纖維的生長,並有增進性功能的功效,實為延年益壽的保健品。含有 20 種皂苷活性物質、17 種氨基酸、11 種微量元素、3 種抗癌活性硒及粗蛋白等。能益氣活血,調節內分泌,促進新陳代謝,具有清熱消炎、平肝清火、解毒利咽、降血壓、頭昏、目眩、失眠、耳鳴、暗瘡、青春痘、急性咽喉炎等諸多保健功能。

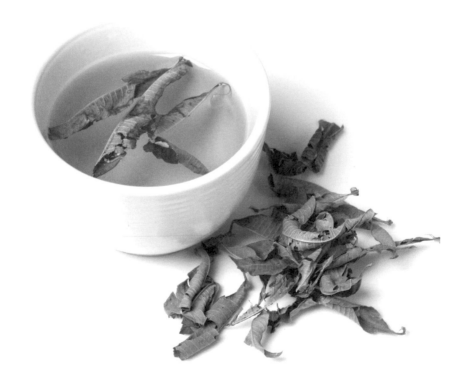

體胖・痰濕體質
喝對茶讓你脂消身輕

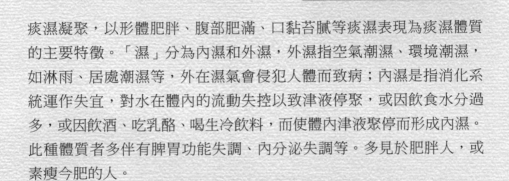

痰濕凝聚，以形體肥胖、腹部肥滿、口黏苔膩等痰濕表現為痰濕體質
的主要特徵。「濕」分為內濕和外濕，外濕指空氣潮濕、環境潮濕，
如淋雨、居處潮濕等，外在濕氣會侵犯人體而致病；內濕是指消化系
統運作失宜，對水在體內的流動失控以致津液停聚，或因飲食水分過
多，或因飲酒、吃乳酪、喝生冷飲料，而使體內津液聚停而形成內濕。
此種體質者多伴有脾胃功能失調、內分泌失調等。多見於肥胖人，或
素瘦今肥的人。

形體特徵：體形肥胖，腹部肥滿鬆軟。
常見表現：面部皮膚油脂較多，多汗且黏，胸悶，痰多，口黏膩或甜，
喜食肥甘甜黏，苔膩，脈滑。
心理特徵：性格偏溫和、穩重，多善於忍耐。

 生活影響及注意事項

痰濕體質者易患消渴、腦卒中、胸痺等病。對梅雨季節及濕重環境適
應能力差。應多參加體育鍛煉及旅遊活動，可少量飲酒以活動血脈，
調整好情緒。多吃一些能行氣的食物，少吃肥甘厚味，且勿過飽。多
吃蔬菜水果，尤其是具有健脾利濕、化痰祛痰的食物。此類人群宜限
制食鹽的攝入，不宜多吃肥甘油膩、酸澀食品，如飴糖、石榴、柚子、
枇杷、砂糖等。杏仁霜、蓮藕粉、茯苓餅對該體質者是不錯的食補選擇。

紅茶
味微苦、甘

作法

每杯放入紅茶 3 ～ 5 克，或袋泡茶 1 ～ 2 包，沖入沸水，待茶湯冷熱適口時即可品味。

功效解析

紅茶

> 紅茶中的咖啡鹼藉由刺激大腦皮質來興奮神經中樞，促成提神、思考力集中，進而使思維反應更敏銳，記憶力增強。它也對血管系統和心臟具有興奮作用，可強化心搏，從而加快血液循環以利新陳代謝，同時又促進發汗和利尿，由此雙管齊下加速排泄乳酸及其他體內老廢物質，達到消除疲勞祛濕的效果。

陳皮茶
味道清醇

作法

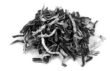

陳皮

將陳皮 10 克洗淨，撕成小塊，放入茶杯中用開水沖入，蓋上杯蓋悶 10 分鐘左右，去渣，放入少量白糖即可飲用。

功效解析

> 陳皮味辛、苦，性溫；歸脾、胃、肺經；氣香宣散，可升可降。具有理氣和中、燥濕化痰、利水通便的功效；陳皮茶既能消暑又能止咳、化痰、健胃。每次 2 ～ 3 克，適宜脾胃氣滯、脘腹脹滿、消化不良、食慾缺乏、咳嗽多痰之人食用；也適宜預防高血壓、心肌梗塞、脂肪肝、急性乳腺炎者食用。

杜仲茶
湯色金黃，入口甘爽

作法

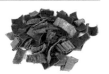

杜仲

杜仲 10 克置於帶蓋瓷杯或玻璃杯中，以 85℃開水沖泡（500 毫升為宜），加蓋悶泡 5 分鐘。

功效解析

> 杜仲茶中的桃葉珊瑚苷具有利尿、通便、增強腸道蠕動作用，對便祕有效。杜仲加速人體膠原蛋白的新陳代謝，防止衰老。是便祕者和肥胖者公認的上好飲品，可以解除便祕，減少脂肪，穩定血壓還可祛濕化痰，適合痰濕體質者飲用。

香櫞茯苓茶
香味微甜而苦辛

伏苓　　　　香櫞

作法

將茶材稍洗後沖入沸水，悶泡 15 分鐘即可飲用。

功效解析

> 香櫞具有健脾理氣、化痰止咳、緩解焦躁不安情緒的功效。茯苓具有健脾和胃、利水祛濕、寧心安神、排毒抗癌的功效，且藥性平和，利濕而不傷正氣。二味合用化痰除濕，健脾理氣，適用於痰濕引起的肥胖、三高、肢體困重、咳嗽痰多、頭暈目眩、心慌、皮膚油膩等。

蘇子化痰茶
氣味芳香，味道甜中帶辛

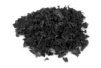

魚腥草　　　　紫蘇子

作法

將紫蘇子和魚腥草適量放入杯中，加入適量開水沖泡。

功效解析

> 紫蘇子降氣消痰、平喘、潤腸，用於痰壅氣逆、咳嗽氣喘、腸燥便祕；魚腥草清熱解毒、利水消腫。二味合用可以化痰祛濕，尤其對痰濕導致的痰多易咳、胸悶苔膩、喉嚨痛有更好的療效。

黃耆厚樸花茶
花香濃郁，甘淡微苦

黃耆　　　　厚樸花

作法

取黃耆、厚樸花各 5 克，加熱水 300 毫升悶泡 5 分鐘後飲用。

功效解析

> 防治痰濕，中醫認為「風起濕自滅」，故除了要注重「祛濕」外，更應該適時加入黃耆等行氣補氣的食材，該茶飲裡黃耆益氣升陽、健脾利水、活血補虛，厚樸花主要功效有理氣化濕。故本茶有益氣健脾化濕之功，適合脾虛濕盛的人群。

藿香甘草茶
稍帶藥氣，甘甜可口

甘草　　藿香

作法

取藿香、甘草各 3 克，加熱水 500 毫升、悶泡 5 分鐘後飲用。

功效解析

> 藿香具解暑化濕、理脾開胃、助消化等功效，甘草補益心脾、清熱解毒、生津止渴。故本茶有祛濕消暑的功效，尤其適合痰濕者夏季的養生保健。

山藥薏仁茶
氣味芳香，味道甜中帶辛

薏苡仁　　山藥粉

作法

取山藥粉 10 克、薏苡仁 10 克，加熱水 300 毫升悶泡 15 分鐘後飲用。

功效解析

> 山藥有健脾益胃、滋腎益精等作用，而薏苡仁健脾化濕利水，故本茶有健脾化濕之功，適合痰濕體質的人長期飲用。

桑枝茶
甘甜可口

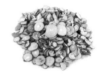

桑枝

作法

取桑枝 5 克，加入適量開水後悶泡 5 分鐘。

功效解析

> 桑枝有祛風濕、通筋活絡的功效，適用於痰濕流注兼之風邪入侵所致的風濕痛、臂膀痛、手指發麻、筋骨酸痛、關節不利等症。

茯苓白朮茶
味淡

茯苓　　白朮

作法

取茯苓、白朮 5～10 克，加入開水悶泡 15 分鐘。

功效解析

> 茯苓具有健脾和胃、利水祛濕、寧心安神、敗毒抗癌的功效，且藥性平和，利濕而不傷正氣；而白朮健脾益氣、燥濕利水，故本茶適用於痰濕體質者用於健脾利濕。

長痘・濕熱體質
喝對茶讓你清利身爽

濕熱體質者的主要特徵為濕熱內蘊，以面垢油光、口苦、苔黃膩等濕熱表現。通常是由於各種先後天因素導致的肝膽、脾胃功能相對不暢通，肝膽鬱結化熱，脾胃積滯化濕、濕熱薰蒸而形成。

形體特徵：形體中等或偏瘦。
常見表現：面垢油光，易生痤瘡，口苦口乾，身重困倦，大便黏滯不暢或燥結，小便短黃，男性易患陰囊濕疹，女性易帶下增多，舌質偏紅，苔黃膩，脈滑數。
心理特徵：容易心煩急躁。

 ## 生活影響及注意事項

濕熱體質的人容易患瘡癤、黃疸、熱淋等病。對夏末秋初濕熱氣候，濕重或氣溫偏高環境較難適應。平時應少甜少酒，少辣少油，飲食清淡，戒除煙酒。避免居住在低窪潮濕的地方。不要熬夜、過於勞累。盛夏暑濕較重的季節，減少戶外活動時間。適宜吃薏苡仁、綠豆、赤小豆、冬瓜、絲瓜、西瓜、綠茶、花茶等食物。

茯苓連翹心茶
嘗來稍苦

茯苓　　　連翹心

作法

取茯苓 10 ～ 15 克、連翹心 5 克，加入熱開水後悶泡 15 分鐘。

功效解析

> 茯苓具有滲濕利水、益脾和胃、寧心安神的作用，而連翹心為清熱解毒之要藥，專清心
> 熱。故該茶共奏清熱利濕之功。

雙仁茶
氣微，味微甜

冬瓜仁　　　薏苡仁

作法

取冬瓜仁、薏苡仁各 15 克，加入熱開水悶泡 30 分鐘後即成。

功效解析

> 冬瓜仁性味甘、涼，歸肺、大腸經，有顯著的利濕的功效；而薏苡仁健脾利濕，故本茶
> 有著除濕利尿的作用，適合濕熱體質的人群飲用。

決明玉米鬚茶
味淡

決明子　　　玉米鬚

作法

取決明子、玉米鬚各 5 克置入杯皿中，加入熱開水泡 10 分鐘。

功效解析

> 決明子藥性寒涼，可清肝明目、利水通便；而玉米鬚尤其擅長利尿泄熱，並能平肝利膽，
> 故兩藥合用可共奏清熱祛濕利尿之功。

萆玉蝴蝶茶
茶形秀美，甜稍帶苦

萆薢　　　玉蝴蝶

作法

取萆薢 5 克、玉蝴蝶 3 ～ 5 克，加入熱開水泡數分鐘，就是一款漂亮味美的茶飲。

功效解析

> 萆薢擅長利濕濁、消腫毒，而玉蝴蝶可和胃疏肝，故本茶有利濕清熱的作用，尤其適合
> 因濕熱所致的瘡毒人群。

金銀花

金銀花茶
茶湯芳香、甘涼可口

作法

1 取金銀花茶 2～3 克入杯,用初沸開水(稍涼至 90℃左右)沖泡,隨即加上杯蓋,以防香氣散失。

2 待 5 分鐘,酌入茶杯飲用。

功效解析

金銀花茶味甘,性寒,具有清熱解毒、疏散風熱、疏利咽喉、消暑除煩的作用。可治療暑熱症、瀉痢、流感、瘡癤腫毒、急慢性扁桃體炎、牙周炎等病,適宜濕熱體質的人飲用。

苦丁茶

苦丁茶
先苦,後有甘甜

作法

取苦丁茶適量加沸水 1000 毫升沖泡,喝到無味時嚼食茶芽。

一天之中,上午、下午和晚上各泡 2～3 支。

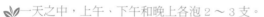

功效解析

本茶散風熱,清頭目,除煩渴。用於頭痛、齒痛、目赤、熱病煩渴、痢疾。消食化痰,除煩止渴,利二便,去油膩,散肝風,治耳鳴耳聾,活血脈,涼子宮。治腸炎,水火燙傷,耳膿,乳癰初起,風熱,齒痛,肝火上炎,頭脹目眩,耳鳴。

薏米

薏米茶
醇香甘甜

作法

取薏米 50 克,加水適量煮開。煮好後加白糖飲用,每日 1 次。

功效解析

薏米味甘、淡,性微寒,歸脾、胃、肺經。有健脾利水、利濕除痹、清熱排膿、清利濕熱之功效。可用於治療泄瀉、筋脈拘攣、屈伸不利、水腫、腳氣、腸癰、淋濁、白帶等症。還具有營養頭髮、防止脫髮,並使頭髮光滑柔軟的作用。對面部粉刺及皮膚粗糙也有明顯療效。

綠豆茶
茶湯芳香、甘涼可口

作法

1 取綠豆 30 克、茶葉 9 克。

2 將茶葉裝於布包中，綠豆搗碎，加水 1 大碗，煎成半碗，去茶葉包，加紅糖適量服。

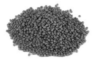

綠豆　　　　茶葉

功效解析

> 綠豆味甘，性寒，入胃、心及肝經。有清熱解毒、利水消腫、清暑止渴等功效。可補益元氣，和調五臟，安神，通行十二經脈，除去皮屑，滋潤皮膚，解酒食等毒。濕熱體質的人可以常年飲用。

赤小豆茶
濃香甘甜

作法

赤小豆 50 克用水浸泡數小時，上火煮至水開即成。

赤小豆

功效解析

> 味甘，性平。能健脾利濕，散血，解毒。用於水腫、腳氣，產後缺乳、腹瀉、黃疸或小便不利。痔瘡，腸癰。具有良好的潤腸通便功效。降血壓、降血脂、調節血糖、預防結石、健美減肥的作用。

竹葉清茶
滋味清幽純和

作法

取新鮮竹葉 50 ～ 100 克，水煎代茶飲。

鮮竹葉

功效解析

> 該茶具有清熱利尿、清涼解暑作用。竹葉在中國食用、藥用歷史悠久，其含有大量的黃酮、內酯、多醣、葉綠素、氨基酸、維生素、微量元素等營養素。竹葉黃酮具有良好的抗自由基能力，能有效調節人體血脂，並具有消炎、抗菌、抗病毒、抗氧化、提高免疫力的作用，是理想的純天然營養品。

鬱悶・氣鬱體質
喝對茶讓你胸有陽光

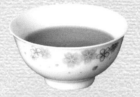

當氣不能外達而結聚於內時，便形成「氣鬱」。中醫認為，氣鬱多由憂鬱煩悶、心情不舒暢所致。主要特徵為神情憂鬱，情感脆弱，煩悶不樂；多愁善感，憂鬱，焦躁不安；經常無緣無故地歎氣，容易心慌、失眠；容易受到驚嚇，遇事容易感到害怕。

形體特徵：體型肥胖，虛胖為主。
常見表現：飲食停滯，厭食或便祕，喉嚨有異物感，胸悶氣喘，情緒失控，舌淡紅，苔薄白，脅肋部或乳房容易脹痛。
心理特徵：抑鬱，自卑，少氣懶言，焦慮等。

 生活影響及注意事項

氣鬱體質者通常多愁善感、鬱鬱寡歡，易患厭食症，心煩失眠，胸悶腹痛，與周圍人交往障礙等。應調飲食，暢情志，合理鍛煉，少吃生冷食品，少喝酒。多進行戶外活動，呼吸新鮮空氣，交朋識友等。

適當地攝入甜食能使人精神放鬆，心情愉悅，富含維生素的花茶香甜可口，並有潤澤肌膚的功效，而具有舒暢氣機的芳香之品更使有氣鬱症的人們重拾陽光。

甘麥紅棗茶
甘甜有麥香

紅棗

甘草

小麥

作法

1 取小麥 50 克、紅棗 10 枚、甘草 15 克。

2 先煎甘草，去渣後入小麥及紅棗，小火煮 30 分鐘，空腹服用。

功效解析

> 本品益氣安神，適用於婦女臟器燥熱、精神恍惚、時常悲傷欲哭、不能自持者，或失眠盜汗、舌紅、脈細而數的患者。方中甘草有補虛益脾、清熱、緩急等功效。淮小麥甘涼養胃氣，潤澤益心神，有涼心潤燥之功。紅棗能補中益氣，養血安神，更有保護肝臟，增強肌力和增加體重的功效。三味配伍後，其養心益脾，滋補陰血之力，將因協同作用而加強。對於臟陰不足的臟躁症及心脾兩傷的失眠患者，如能較長時期飲用，其療效並不遜於湯藥，且服用方便，口味醇正，為此類慢性疾患的調理佳品。

雙花西米露
香甜適口

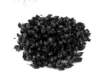
玫瑰花

茉莉花

西米

作法

1 取玫瑰花 20 克、茉莉花 20 克放入適量開水中泡開待用；西米 50 克用中火煮 5～6 分鐘至呈半透明狀，將西米濾出。

2 將泡過玫瑰花、茉莉花的水倒入鍋中，加入煮過的西米、冰糖適量，再將西米煮至全透明即成。

功效解析

> 玫瑰花味甘微苦、性微溫，歸肝、脾、胃經，芳香行散，具有舒肝解鬱、和血調經的功效；茉莉花味辛、甘，性平。能化濕和中，理氣解鬱。而西米健脾運胃消食，為食補佳品。本品特別適合壓力大者食用，經常食用對改善心情會有所幫助，並能使肌膚潤澤，膚色明麗。

百合蓮子湯
香甜可口

百合　　　蓮子　　　冰糖

作法

1 取乾百合 100 克浸泡一夜後沖洗乾淨。乾蓮子 75 克（去心）浸泡 4 小時沖洗乾淨。
2 百合、蓮子置入清水鍋內，大火煮沸後，加入冰糖（按個人口味酌量），改用小火繼續煮 40 分鐘後即可。

功效解析

> 安神養心，健脾和胃。百合擅入肺經，清肺止咳，養氣安神；蓮子是著名滋養藥食物，健脾益氣，寧心安神，並能降血壓；兩味並用，具有清心去熱，養陰潤肺，可以為人們帶來愉快的心情。

檸檬百合蜜茶
氣味清新，入口甘甜微酸

檸檬　　　百合　　　蜂蜜

作法

取檸檬切片 3 ～ 5 片和百合花 5 克放入 80℃熱水悶 5 分鐘，再加入蜂蜜 1 茶匙。

功效解析

> 檸檬中含有多種維生素，以及豐富的檸檬酸和黃酮類，具有防止和消除皮膚色素沉澱的作用，更能預防感冒、刺激造血和抗癌等作用，同時刺激白血球，進而活絡免疫系統；百合花潤肺止咳，兼能安眠。常喝此茶飲，可增強機體自我修復能力，改善體內環境，提高免疫力。

玉蝴蝶茶
茶形秀美，茶湯清澈

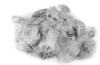

玉蝴蝶　　　紅糖

作法

取玉蝴蝶花茶 1 茶匙，用滾燙開水沖泡，悶約 10 分鐘後酌加紅糖或蜂蜜飲用。

功效解析

> 玉蝴蝶歸屬肝、胃、肺經，可治療肺、肝、胃三條經脈上的病症。故該茶有疏肝解鬱之功效。

明列子甜橘茶

酸甜可口，入口爽滑

明列子

作法

取明列子 4 ～ 8 克，放入杯中用開水沖泡 3 分鐘後，加入甜橘汁 500 毫升即可飲用。

或將明列子用水泡膨脹後，和水果優酪乳等一起食用，味道更好。

功效解析

本茶有明目、護腎、利尿、消除便祕和強身保健的功能，並有明顯美容減肥功效；可防止脂肪、糖分過多攝取，改善便祕，減少膽固醇吸收，抑制血糖升高，在體內轉化成 DHA 和 EPA，使身體更加健康。甜橘甘爽行氣和胃，常飲使人心情舒暢。

康乃馨花茶

氣味清新，入口甘甜潤滑

康乃馨

作法

取康乃馨 3 ～ 4 朵放入杯中，用開水沖泡 3 分鐘。也可搭配其他花茶（玫瑰、桂花、菊花等），加少許冰糖飲用。

功效解析

康乃馨花茶有平肝、潤肺養顏之功效。近代醫學證明，康乃馨能改善血液循環，增強肌體的新陳代謝，具有清心除煩、排毒養顏、延緩衰老、調節女性內分泌系統的功能，同時具有健脾補肺、固腎益精、治虛勞、咳嗽、消渴等作用。更能改善血液循環、增強肌體的新陳代謝，具有清心除躁、補腎擔神、健脾開胃、調節血脂、減肥等功效。長期飲用可使抑鬱的人們恢復陽光心情。

枳殼鬱金花茶

稍帶苦味

枳殼　　　鬱金花

作法

取枳殼、鬱金花各 3 ～ 5 克置入杯皿，沖入熱開水即可。

功效解析

鬱金花性味平和，有疏肝理氣、化濕辟穢的作用，而枳殼味苦、辛，性寒，擅長破氣行痰及消積。故兩藥共用有理氣疏肝解鬱的功效。

柚花茶
口感細膩，後味甘香

冰糖　　　　　鮮柚花

作法

1 取新鮮柚花 45 克（或乾品 15 克）入清水中漂洗、瀝乾。

2 瀝乾的柚花加水 200 毫升入鍋中，大火燒開後約煮 5 分鐘，去渣留汁，與冰糖和勻，趁熱飲用。

功效解析

此茶芳香解鬱，能理氣活血，其味甘，入肺胃經，更能理氣平喘，化痰排毒，和胃消積。茶中含有的多酚類物質，能除口腔細菌，使人吐氣如蘭。其中的兒茶素，能抑菌、消炎、抗氧化，有助於傷口的癒合，還可阻止脂褐素的形成，並將人體內含有的黑色素等毒素吸收後排出體外。常喝使人皮膚潤澤，口氣清新。

佛手玫瑰茶
辛甘後甜

佛手　　　　　玫瑰花

作法

取佛手 10 克、玫瑰花 5 克，沸水浸泡 10 分鐘代茶飲用。

功效解析

本方舒肝止痛、健脾，用於肝鬱氣滯、胸脅脹痛、胃脘痞滿、食少嘔吐等症。其中以佛手舒肝理氣，和胃止痛。佛手醇提取物對腸道平滑肌有明顯的抑制作用；有擴張冠狀血管，增加冠脈血流量的作用，高濃度時抑制心肌收縮力、減緩心率、降低血壓、保護實驗性心肌缺血；玫瑰花具有強肝養胃、活血調經、潤腸通便、解鬱安神之功效，可緩和情緒、平衡內分泌、補血氣、對肝及胃有調理的作用，能舒緩情緒，並有消炎殺菌、消除疲勞、改善體質、潤澤肌膚的功效。

長斑・血瘀體質
喝對茶讓你血脈通暢

血瘀體質是指以血瘀表現為主要特徵的體質狀態。它是以體內有血液運行不暢的潛在傾向或瘀血內阻，主要表現為氣血不行，以瘀血停留處刺痛，肌膚甲錯。凡離開經脈的血液不能及時排出和消散，而停留於體內，或血液運行不暢，瘀積於經脈或臟腑組織器官之內的均稱為瘀血。由瘀血內阻而引起的病症，稱為血瘀症。引起血瘀的原因有寒凝、氣滯、氣虛、外傷等。

形體特徵：形體偏瘦者居多。
常見表現：多見面色晦滯，眼周暗黑，肌膚甲錯，易出血，口唇黯淡或紫，舌質紫暗有瘀點或片狀瘀斑，舌下靜脈曲張，脈細澀或結代。
心理特徵：典型的血瘀體質，絕大多數是情志不展、內心不敞亮。

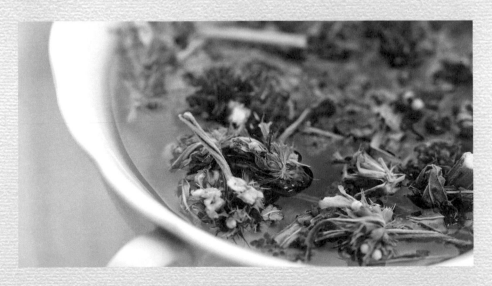

生活影響及注意事項

女性多見痛經，閉經或經色紫黑有血塊，崩漏；有時出現頭、胸、脅、小腹或四肢等處刺痛，痛處固定，甚至夜晚低熱，口唇青紫或有出血傾向、吐血、解柏油樣大便等，或腹內有瘕積塊、瘀血內阻，氣血不暢。性格內鬱，心情不快易煩躁健忘。

應調暢心情，保持樂觀心態，避免抑鬱；血瘀體質者靜臥不動易加重氣血瘀阻，應當多做有氧運動，如健身操、慢跑等，促進氣血運行；在飲食方面可適量飲酒，但應避免生冷食物。用於活血化瘀的藥方往往藥性過於峻烈而不宜常用，而人體瘀血內停往往由於氣虛或氣滯導致運化不行，因此治血可先治氣。以下介紹幾副益氣藥配合活血治療血瘀質的常用茶飲。

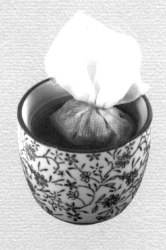

桃仁粥
味清淡，有清香

桃仁

紅米

作法

取桃仁 10 克、紅米 150 克。將桃仁去皮尖研末，用水煎煮，去渣取汁；再用桃仁汁煮紅米粥。

功效解析

> 活血祛瘀，潤腸通便，用於經閉，痛經，瘕痞塊，跌僕損傷，腸燥便祕。桃仁富含苦杏仁苷、苦杏仁酶、精油、脂肪油，油中主要含有油酸甘油酯和少量亞油酸甘油酯。能明顯增加腦血流量，增加動脈的血流量，降低血管阻力，改善血流動力學狀況。其味苦，入心肝血分，善泄血滯，祛瘀力強；紅米活血化瘀；健脾消食。合用活血祛瘀又不傷正，為食療佳品。注意：孕婦忌服。

香附白芍茶
味淡微苦，香氣特殊

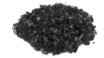
香附

白芍

作法

取香附 15 克、白芍 10 克，用水煮開做茶飲用。

功效解析

> 香附疏肝理氣止痛；白芍柔肝養陰、緩急止痛。二者伍用，有疏肝、養陰、理氣、止痛之功效，用於治療肝鬱血虛之月經不調、經行腹痛者。本茶對男士同樣適用，更能調整機體氣血功能，濡養潤澤肌膚，改善瘀血導致肌膚甲錯、胸痛、手足麻木等症狀。

桂圓益母草茶
香甜濃郁

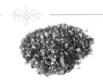
益母草

桂圓

紅棗

作法

益母草 15 克加水 2 碗，用中火煮開，放入桂圓 5 顆和紅棗（去核），續煮至桂圓似花開一般，加入黑糖 1 茶匙拌勻飲用。

功效解析

> 養血調經、去血塊，適用於瘀血腹痛的生理期不適。益母草可止血、排瘀，對於生理期過長有改善的效果，為婦科必備良藥；桂圓紅棗在此有養脾補虛之效，更能濡養氣血；加入黑糖同用，抵消了益母草的寒性，減弱了清熱的力度，反而增添了暖宮散寒的作用。常飲用本茶不僅可以活血化瘀調整生理期不適，更能改善血液循環，使皮膚紅潤亮麗。

桂皮山楂茶
酸澀甜辣

山楂　　　　肉桂　　　　紅糖

作法

取山楂 10 克、肉桂 6 克、紅糖 2 茶匙，製成桂皮山楂煎，也可用水煮開做茶飲用。

功效解析

本品能溫經散寒、活血化瘀，適用於婦女有寒邪、月經延期及痛經等瘀血症。山楂味酸、甘，性微溫，開胃消食、化滯消積、活血散瘀、化痰行氣。方中取其活血消積行氣作用，化經脈之瘀血；肉桂補火助陽，引火歸源，散寒止痛，活血通經。而山楂，得肉桂之甘溫相助，化瘀血而不傷新血，開鬱氣而不傷正氣。

三七花茶
苦而後甜

槐花　　　　菊花　　　　三七花

作法

取三七花、槐花、菊花各 10 克入杯中，以 80℃水沖泡。

功效解析

三七花具有散瘀止血，消腫定痛之功效。主治咯血、吐血、衄血、便血、崩漏、外傷出血、胸腹刺痛、跌僕腫痛。槐花涼血止血而不留瘀，性善下行，清大腸之血熱；菊花養肝明目、清心、補腎、健脾和胃、潤喉、生津，調整血脂。三花合用，共奏降壓，消脂、疏肝活血祛瘀之效。身體虛寒之人要慎用，孕婦忌用。

蘋花茶
味道香甜，口感潤滑

玫瑰花　　　紅棗　　　　蘋果花

作法

將蘋果花 5 克、玫瑰花 5～10 朵、去核紅棗 2 顆放入開水中泡 3～5 分鐘。

空腹飲用，效果更佳。

功效解析

蘋果花補血疏肝，活血化瘀，治療黑斑、面皰、粉刺等肝鬱血瘀引起的皮膚問題，是美容養顏的佳品，更能緩解神經痛，調整胃腸道功能；玫瑰花活血補血，紅棗補中益氣、養血安神，緩和藥性。此茶可調理氣血，亦有緩解鬱悶、調節內分泌及滋養子宮之效，膚色晦暗，或經常出現痛經的女性不妨多飲。

桃花煥容茶
味微酸苦而後甜

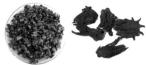

桃花　　　洛神花　　　桑葚

作法
取桃花 10 克、洛神花 5 克、桑葚 8 克入杯中，以 80℃水沖泡即可。

功效解析

桃花清雅花香四溢，活血化瘀，有助於平衡激素，讓女性美麗健康；洛神花具有降低血液中膽固醇和甘油三酯的作用，防止高血壓、心血管疾病；桑葚富含各種天然維生素，更能滋陰養顏。本茶飲活血美容養顏，更能開胃生津，舒緩神經，對於內分泌失調導致的膚色晦暗，血氣不足，以及多種神經症狀有很好療效。

康仙花茶
清香味甘，微苦

康仙花　　　月季花　　　玳玳花

作法
取康仙花 20 克、月季花 15 克、玳玳花 5 克，加入 80℃開水 500 毫升泡 15 分鐘後飲用。

功效解析

此茶具有調養氣血、調節內分泌的功效，更能滋陰補腎、強壯元氣。康仙花性微涼、味甘，含有人體所需多種微量元素，能改善血液循環，增強肌體的新陳代謝，具有清心除躁、排毒養顏、延緩衰老、調節女性內分泌系統的功能；月季花祛瘀、行氣、止痛，對於月經不調、痛經等病症有很好療效；玳玳花可疏肝和胃，理氣解鬱，促進血液循環，其性微溫，更可防康仙花性過寒傷正氣。對於血瘀體質者，常飲此茶能平調氣血滋陰補腎、強壯元氣，更能改善內分泌功能。注意：孕婦及脾胃虛寒者忌服。

綠蘿花蜜茶
氣味芬芳，綿軟爽口

百合　　　　千日紅　　　　綠蘿花

作法

取綠蘿花 4 ～ 6 朵、千日紅 5 克、百合花 5 克加水 800 毫升，稍煮後保溫 10 分鐘，過濾後加入蜂蜜適量，攪勻之後飲用。

功效解析

此茶具有行氣活血，調節預防和治療高血壓、高血脂、糖尿病、心腦血管疾病，增強機體免疫力的功效。綠蘿花性微寒，能降低血壓，平穩血壓，更能軟化血管，有擴張血管與增進冠狀動脈流量的作用，其行氣活血，抗菌消炎，對於心腦血管疾病有明顯改善作用；千日紅與百合花甘平和潤，與其合用，能舒緩氣血脈絡，更能使人膚色潤澤。注意：孕婦及脾胃虛寒者忌服，禁油膩、生冷食物。

芙蓉美白茶
綿軟爽口，甘甜

紅巧梅　　　　芙蓉花　　　　荷花

作法

取芙蓉花 2 ～ 3 朵、荷花 5 克、紅巧梅 5 克，加水 800 毫升，稍煮後保溫 10 分鐘，過濾後加入適量冰糖，攪勻之後飲用。

功效解析

本茶飲富含維生素C，具有養顏美白、滋潤肌膚、調理氣血、護膚消斑、促進新陳代謝的功效。常飲能調整內分泌紊亂引起的斑點，改善乾燥肌膚和日曬造成的肌膚暗沉和黑色素沉澱，使皮膚嫩白自然、光滑富有彈性。常飲可舒緩情緒，調理氣血，促進血液循環，美容養顏，通經活絡，軟化血管，對於心腦血管、高血壓、心臟病及婦科調經也有顯著療效。注意：體質虛寒者勿服。陰疽不紅不腫者忌用。

過敏・特稟體質
喝對茶讓你笑迎春光

特稟體質是指由於遺傳因素和先天因素所造成的特殊狀態的體質。一般外形和平和體質者無異，一旦遇到特定物質就會迅速有反應，如皮膚瘙癢、皮疹、水腫、鼻癢、噴嚏、流涕、流淚、噁心、嘔吐、腹瀉、哮喘，嚴重者可出現呼吸困難、甚至休克等表現。

形體特徵：體型偏瘦或正常體型。

常見表現：面部或四肢，軀體皮膚常有皮疹，或經常突發性持續性噴嚏、咳嗽、哮喘或噁心嘔吐、腹瀉等各種胃腸道反應，甚至嚴重者可出現呼吸困難、甚至休克等表現。

心理特徵：謹慎，小心翼翼或有神經質，或是暴躁易怒。

特稟質成因與先天稟賦不足、遺傳因素、環境因素、藥物因素等密切相關。主要包括過敏體質、遺傳病體質、胎傳體質。中醫認為主要由先天稟賦不足，後天體質失調引起。而陰陽失和是特稟體質的根本病機，故特稟體質中的過敏等症狀多在季節交替、冷熱交替時出現。

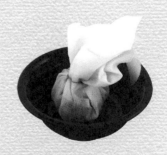

生活影響及注意事項

特稟體質者比一般人容易受到外來致敏物觸發，產生各種過敏反應，如皮膚瘙癢、皮疹、水腫、鼻癢、噴嚏、流涕、流淚、噁心、嘔吐、腹瀉、哮喘，嚴重者可出現呼吸困難、甚至休克等表現。應儘量避免攝入含有大量異質蛋白的食物，如海鮮、花生、芒果等。平時應清淡飲食、戒除煙酒，保持居住環境清潔，避免粉塵及微生物刺激。注意休息，減少戶外活動時間，或有計劃地選擇活動場所進行活動。

可使用一些有抗炎消毒、益氣養血、提高免疫力，或是針對過敏產生的症狀有治療效果的藥材。下文介紹幾款常用茶飲。

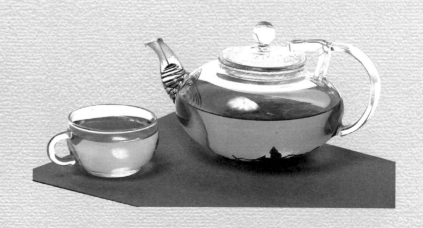

金銀花飲
淡香，味甘苦而甜

金銀花　　　　槐花　　　　地膚子

作法

取金銀花 15 克、地膚子 5 克、槐花 10 克，開水沖泡做茶飲用。

功效解析

適用於風濕邪熱濕毒等引起的皮膚瘙癢過敏等症。金銀花味甘，性寒，具有清熱解毒、
疏散風熱的作用；地膚子清熱利濕，祛風止癢，且有利濕通淋之效，使邪有去處；槐花
清熱涼血，專除血分熱邪；三藥並行病症自除。

金蕎麥茶
味淡而口感甘潤

金蕎麥

作法

取金蕎麥 15 克，加開水泡或煮水做茶飲用。

功效解析

金蕎麥清熱解毒，排膿祛瘀，祛痰止咳平喘。對急性肺膿瘍、急慢性氣管炎、喘息型慢
性氣管炎、支氣管哮喘及細菌性痢疾有很好療效。實驗證明該藥具有確切的增強機體免
疫能力的作用，激發巨噬細胞的吞噬能力，增強免疫球蛋白的綜合毒素能力，通過抑制、
消滅、減毒而達到控制病原的目的，且明顯的改善病變局部組織毛細血管的通透性，防
止炎性滲出，並通過抑制血小板聚集，防止微循環毛細血管內的彌散性血管內凝血的形
成，使局部血運增加，血流通暢，進而促進炎症吸收。金蕎麥對炎症的治療有雙重作用，
對抗過敏治療有明顯作用。

月見草玉蝴蝶百合花茶
口感清淡，細品甘潤，餘味甘甜

玉蝴蝶　　　百合花　　　月見草

作法

取月見草 15 克、玉蝴蝶 5 克、百合花 15 克，用開水沖泡悶至茶變金黃色。

功效解析

月見草對防治高血壓、動脈硬化、心血管疾病、糖尿病、肥胖症、抗衰老方面均能起到一定的作用，並能緩解痛經，改善睡眠。月見草中含有的醇類能發揮消炎抗過敏的作用，可說是過敏體質者的福音；玉蝴蝶美白肌膚、降壓減肥，並能促進機體新陳代謝，延緩細胞衰老，提高免疫力，更能清肺熱利咽喉；百合花則對排毒養顏，清心安眠效果獨到。常喝此茶能平調機體，改善機體免疫功能。

薄荷魚腥草茶
有魚腥味，微辛、苦

魚腥草　　　薄荷　　　蔥鬚

作法

魚腥草 30 克、蔥鬚 20 克、薄荷 6 克，上述三味加水煎，取汁即可。

功效解析

實驗證明魚腥草油能明顯拮抗慢反應物質對機體產生炎症反應，能抑制致過敏源導致的過敏性收縮，拮抗組胺、乙醯膽鹼引起的黏膜收縮，並對過敏性哮喘有明顯的保護作用。本方中魚腥草清熱解毒，蔥鬚解毒散瘀，薄荷清熱透邪外出，三味合用，對過敏性鼻炎有很好療效。注意：虛寒症及陰性外瘍忌服。

千日紅金盞菊茶
味淡微甜

 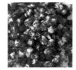

金盞菊　　　千日紅

作法

將千日紅 10 克、金盞菊 5 朵放入開水中悶 10 分鐘。

功效解析

此茶可祛痰、止咳、平喘，消炎抗菌，改善機體免疫功能；千日紅內含人體所需的氨基酸、維生素 C、維生素 E 及多種微量元素，具有清肝明目、止咳定喘、降壓排毒、美容養顏等功效；金盞菊中所含醇類提取物則可治療各種炎症反應，並有改善食慾、睡眠的作用。本茶飲適用於由於過敏以及感受外邪引起的咳嗽、氣喘等症。

蟲草花桂圓茶
入口甜潤

桂圓

蟲草花

作法

取蟲草花 30 克、桂圓 10 顆，以水 800 毫升煮沸 20 分鐘，晾涼後飲用。

功效解析

蟲草花性質平和，不寒不燥，對於大多數人來說都可以放心食用。蟲草花含有豐富的蛋白質、氨基酸以及蟲草素、甘露醇、SOD、多醣類等成分，其中蟲草酸和蟲草素能夠綜合調理人機體內環境，增強體內巨噬細胞的功能，對增強和調節人體免疫功能、提高人體抗病能力有一定的作用。有益肝腎、補精髓、止血化痰的功效，主要用於治療眩暈耳鳴、健忘不寐、腰膝酸軟、陽痿早洩、久咳虛喘等症的輔助治療。

百合清茶
入口甘苦而餘味甘甜

百合

蓮子心

梔子花

作法

將百合花 15 克、梔子花 10 克、蓮子心 3 克放入開水中悶 10 分鐘。

功效解析

本茶香氣淡雅令人心曠神怡，有助於消除煩熱情緒。其中百合花入肺經止咳平喘；梔子花入肝經疏肝理氣；蓮心入心經清心火；三者合一除三臟之邪火，對於易上火，易發生炎症的過敏族，以及情緒焦躁愛上火的族群尤為適用，更對青春痘、口苦口臭、咽乾喉痛、手足心發熱等症有很好療效。

石竹葉清茶
略有竹葉清新味

麥冬

石竹葉

作法

取石竹葉 3 克、麥冬 5 克，加入開水 200 ～ 300 毫升中，泡 5 分鐘。可根據口味酌加冰糖或蜂蜜。

功效解析

石竹葉清熱利水，破血痛經，消腫止痛，竹葉青豐富的葉綠素具有較強的類 SOD 活性，延緩細胞的老化，研究表明其有肌酸、黃酮類化合物，可抗菌消炎，幫助人體纖體瘦身，清熱除煩，排毒潤膚。常飲用本茶，可使過敏體質者降低其炎性反應，恢復光潔皮膚。

金蓮花茶
味微苦，幽香四溢

金蓮花

綠萼梅

檸檬草

作法

取金蓮花 5 克、綠萼梅 5 ～ 8 朵、檸檬草 3 克，加入開水 200 ～ 300 毫升中泡 5 分鐘。可根據口味酌加冰糖或蜂蜜。

功效解析

金蓮花清熱解毒，善治扁桃體炎、急性中耳炎、急性鼓膜炎、急性結膜炎、急性淋巴管炎等炎性疾病；綠萼梅理氣調脾胃，梳理氣血而又不傷陰，是廣泛適用於老幼各年齡人群的溫和保健藥品，常用於鬱悶心煩、肝胃氣痛、食慾缺乏等症；檸檬草能健脾益胃，防止貧血及滋潤皮膚，更有抗菌能力，可治療各種急慢性胃腸炎及應激性腹瀉。本茶常喝能改善腸胃功能，提高免疫力。

紫草牛蒡飲
味苦微甘

紫草

蟬蛻

牛蒡子

作法

將紫草 15 克、蟬蛻 3 克、牛蒡子 5 克、水 800 毫升以大火同煮，煮開後悶 15 分鐘。可按個人口味酌加冰糖或蜂蜜。

功效解析

紫草主要功能為涼血，活血化瘀，解毒透疹，加上其良好的殺菌消炎作用。紫草提取液中含有豐富的紫草素，適用於各種膚質，具有消炎、止血、促進皮膚再生、細胞新陳代謝的功效。能迅速滲入皮膚、促進傷口癒合，達到祛除暗瘡、痘疤，淡化色斑疤痕的作用；蟬蛻清疏風熱兼能透疹，牛蒡子清熱祛邪更能滋陰。本茶飲尤為適用於容易皮膚過敏而常發痘疹的人群。

Part 3

按照四季喝茶飲

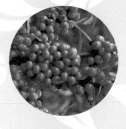

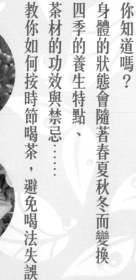

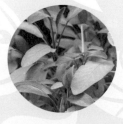

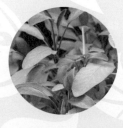

你知道嗎？
身體的狀態會隨著春夏秋冬而變換
四季的養生特點、
茶材的功效與禁忌……
教你如何按時節喝茶，避免喝法失誤

春季茶飲
春天最適合的養生茶

 春季養生特點

春三月，從立春到立夏前，包括立春、雨水、驚蟄、春分、清明、穀雨六個節氣。春為四時之首，萬象更新之始，《素問・四氣調神大論》指出「春三月，此謂發陳。天地俱生，萬物以榮」，春歸大地，陽氣升發，冰雪消融，蟄蟲甦醒。自然界生機勃發，一派欣欣向榮的景象。所以，春季養生在精神、飲食、起居諸方面，都必須順應春天陽氣升發，萬物始生的特點，注意保護陽氣，著眼於一個「生」字。故要「夜臥早起，廣步於庭，被發緩形，以使志生，生而勿殺，予而勿奪，賞而勿罰，此春氣之應，養生之道也。」

在飲食方面，要遵循《黃帝內經》裡提出的「春夏養陽」原則，適當多吃些能溫補陽氣的食物。因為春季人體之陽氣也順應自然，向上向外疏發，所以注意保護體內的陽氣，使之不斷充沛，逐漸旺盛起來，凡有耗傷陽氣或阻礙陽氣的情況皆應避免。隨著四季氣候的不同，在選擇食物的寒、熱、苦、酸、辛、甘等性味時也應有異。春季肝為主臟，酸與肝相應，可增強肝臟的功能。肝屬木，脾屬土，五行之中木能克土，肝氣太旺容易克制脾胃功能。所以春季容易出現脾胃虛弱病症。唐代養生家孫思邈說：「春日宜省酸，增甘，以養脾氣。」意思是說，當春天來臨之時，人們要少吃點兒酸味的食品，而要多吃些甜味的飲食。這樣做的好處是能補益人體的脾胃之氣。

春茶養生宜忌

春天是冰雪消融、大地回春、萬物復甦的季節，人體和大自然一樣，也處於舒暢放鬆之際。但這時人們卻普遍感到困倦乏力，表現為春困現象。

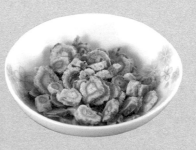

春季宜喝花茶，人喝花茶，能緩解春困帶來的不良影響。根據中醫學及現代藥理學對茶葉的保健功效研究認為：茶葉苦、甘，性涼，入心、肝、脾、肺、腎五經。茶苦能瀉下、祛燥濕、降火，甘能補益緩和，涼能清熱瀉火解表。茶葉含有大量有益於人體健康的化合物。如：兒茶素、維生素 C、維生素 A、咖啡鹼、黃烷醇、茶多酚等。

何謂花茶

花茶，亦稱薰花茶、香花茶、香片。花茶是以綠茶、紅茶、烏龍茶茶坯及符合食用需求、能夠吐香的鮮花為原料，採用窨制工藝製作而成的茶葉，既保持了茶濃郁爽口的天然茶味，又飽含花的鮮靈芳香，因此是現代最佳的天然保健飲品。花茶甘涼而兼芳香辛散之氣，有利於散發積聚在人體內的冬季寒邪，令人神清氣爽，可使「春困」自消。

花茶屬於再加工類茶，而茉莉花茶又是眾多花茶品種中的名品。茉莉花茶是將茶葉和茉莉鮮花進行拼和、窨制，使茶葉吸收花香而成的。茉莉花茶使用的茶葉稱茶坯，一般以綠茶為多，也有少數使用紅茶及烏龍茶。其名稱有根據不同品種的茶坯命名（例如用龍井茶做茶坯，就叫龍井茉莉花茶），也有依形狀的不同命名的（如珍珠狀的龍團珠茉莉花茶）。

窨制指的是讓茶坯吸收花香的過程。花茶的窨制很講究，有三窨一提、五窨一提、七窨一提之說，就是說做花茶時，用一批的綠茶做原料，但鮮花卻要用 3 ～ 7 批，才能讓綠茶充分吸收花的香味；綠茶吸收完鮮花的香味後，就篩出廢花渣。高級的花茶即使沖泡多次都有香味，而且是不見花朵的，最多只是用少量做點綴。低檔花茶多不經鮮花窨制或窨制的次數較少，有些商家將吸收過香味的廢花渣拌入綠茶中，看上去花很多，讓人誤認為是好的花茶，但一兩沖就沒有香味。

花茶一般採用杯泡法，分兩次沖泡。
作法：取茶 3 克，沖入開水約 150 毫升，浸泡 3 分鐘後濾出茶湯，聞嗅香氣、察看湯色、品嘗滋味；第二次沖入開水，浸泡 5 分鐘後濾出茶湯，依次嗅香、觀色、嘗味。

茶中禁忌
春天重點在於疏通肝氣，而芳香類物質有通竅的功效，所以可多喝茉莉花茶、菊花茶等。新鮮綠茶在春季寒氣還太重，不宜多喝，體寒者尤其要注意。

很多年長者擔心喝茶會導致缺鈣，其實只要不喝過多濃茶，且適當喝點牛奶、吃點豆腐，流失的鈣完全可以補回來，上年紀後可多喝些紅茶。兒童也可以適當喝點淡茶水，對生長發育有益。男性、女性分別適合不同的茶，男性適合喝綠茶、三年以上的生普洱、烏龍茶；女性可適當喝些好綠茶，可美容養顏，但在經期、孕期要控制飲茶量，更年期則可以多喝花茶。

現代人喝茶最大的「失誤」就是一個大茶杯、一把茶葉泡一天，這是最不可取的，不但品嘗不到茶的真味，且長期浸泡易使茶中的重金屬析出，不利健康。喝茶一定要做到茶、水分離，哪怕沒有專業茶具，

也可準備一個帶濾網的茶壺或茶杯。此外「新茶不洗、剩茶不扔、茶垢不清」也是人們喝茶中的誤區。不論新茶還是陳茶，表面上都可能有農殘、塵蟎污染，最好「洗」一下，頭遍茶倒掉不喝。還有些人不願洗掉茶壺上的茶垢，認為可以養壺，其實茶垢不但對健康不利，還會影響茶的味道。

春季是高血壓的易發期，應謹防高血壓，所以喝茶最宜喝一些疏肝健脾的茶飲，如菊花、決明子、枸杞子、麥冬等。下文介紹的十款茶飲均遵循了春季養生的法則，均有養肝健脾補益之效。

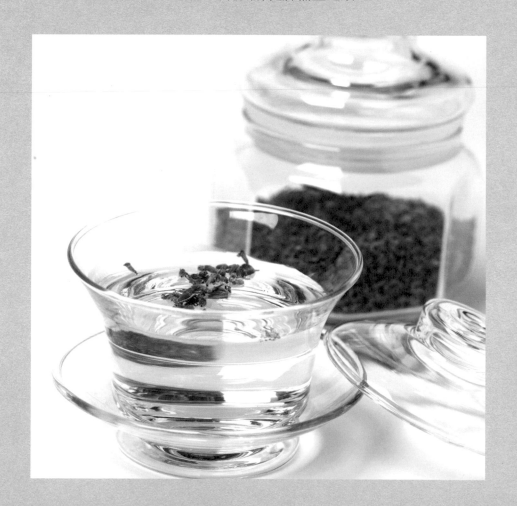

枸杞子飲
口感細膩，後味甘香

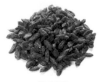

枸杞子

作法

取枸杞子 15 克，洗淨，放入茶杯中，用開水浸泡 3～5 分鐘。

功效解析

枸杞子為藥食兩用的進補佳品，具有補腎益精、養肝明目、補血安神、生津止渴、潤肺止咳的作用，可治肝腎陰虧、腰膝酸軟、頭暈、目眩、目昏多淚、虛勞咳嗽、消渴、遺精等症。故本茶有補肝腎、養肝明目的功效。

菊花麥冬茶
菊花清香，味甘甜

菊花 　　　　　　金銀花 　　　　　　麥冬

作法

取菊花、麥冬、金銀花各 5 克，洗乾淨，放入茶杯，以沸水沖泡即可飲用。

功效解析

菊花味甘、苦，性涼，有疏風明目、清熱解毒的功效；而麥冬甘、微苦、涼，擅長滋陰生津、潤肺止咳、清心除煩；金銀花味甘，有清熱解毒、疏利咽喉、消暑除煩的作用，該茶具有清熱解渴的功效，故本茶尤其適合春季感冒出現的咽喉疼痛、可緩解發炎症狀。

菊花雪梨茶
清香，甘甜可口

雪梨 　　　　　　冰糖 　　　　　　菊花 　　　　枸杞子

作法

1 取雪梨 1 個、菊花 15 朵、枸杞子 15 顆、冰糖 20 克。
2 將雪梨洗淨切小塊，放入茶壺中後再加入菊花、枸杞子和冰糖，沖入現燒熱開水，用筷子攪拌一下，蓋上壺蓋悶 5～10 分鐘。

功效解析

菊花可散風清熱、平肝明目，而雪梨有潤肺、止咳化痰、退熱、降火清心、解瘡毒和酒毒的功效。而枸杞子擅滋補肝腎、補氣強精及明目。故本茶有養肝的功效。

板藍根茶
味甜，稍帶苦澀

板藍根　　　　甘草

作法

取板藍根 20 克、甘草 3 克，煮水或泡服連續 3～5 天。或直接用板藍根沖劑沖服，每次 1 包，每天 2 次，連服 3 日。

功效解析

春季氣候溫暖，適宜細菌、病毒等微生物繁殖和傳播，易發感冒、流感、急性支氣管炎、肺炎等春季病。板藍根是防治春季病理想的良藥。

山藥百合紅棗茶
茶質爽口，味道甘甜

山藥　　　　百合　　　　紅棗

作法

將山藥、百合和紅棗適量煮水或熱開水泡服。

功效解析

山藥具有補脾和胃之功能；百合清熱潤燥；紅棗健脾和胃，諸物合用具有益脾養胃、滋陰潤燥的作用，符合「春季最宜養脾胃」的理念。

蒲公英茶
略帶藥氣，味稍苦

蒲公英

作法

取乾燥蒲公英 75 克、水 1000 毫升。蒲公英洗淨，放入鍋中，加水淹過，大火煮沸後蓋上鍋蓋，小火熬煮 1 小時，濾除葉渣，待涼飲用。

功效解析

中醫認為蒲公英性味苦、甘、寒，入肝、胃經，有清熱解毒、消癰散結、利濕退黃、通淋止痛之功效。食用蒲公英，最好選擇在初春的四五月間，在開花之前採下，清火、消炎的效果最佳。蒲公英食療功效不凡，但要注意，陽虛外寒、脾胃虛弱者忌用，且用量不宜過大，過大易致緩瀉。

玫瑰菊花桂花茶
清香悠然，甘甜暖胃

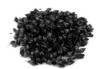

玫瑰花　　　　菊花　　　　桂花

作法

取玫瑰 5 ～ 8 朵、菊花 3 ～ 5 朵、桂花 5 ～ 10 克，加熱開水悶泡片刻即可。

功效解析

桂花性味甘，性溫，開胃，理氣，化痰寬胸，芳香辟穢除臭，解毒，適用於口臭、風火、胃熱牙痛，咳嗽痰多，閉經腹痛；玫瑰花性溫和、男女皆宜，可緩和情緒、平衡內分泌、補血氣，美顏護膚，對肝及胃有調理的作用，並可消除疲勞、改善體質。菊花中含有精油、氨基酸、膽鹼、黃酮類、菊色素、維生素，微量元素等物質，可抗病原體，增強毛細血管抵抗力。從營養學角度分析，植物的精華在於花果。菊花花瓣中含有 17 種氨基酸，其中谷氨酸、天冬氨酸、脯氨酸等含量較高。故該茶飲可健脾暖胃，養肝補血。

茉莉荷葉茶
香氣馥郁，味甘淡

乾荷葉　　　　綠茶　　　　茉莉花

作法

1　取綠茶適量、茉莉花適量、乾荷葉 1 張。
2　乾荷葉切成細碎狀，以便沖泡；將乾荷葉末與綠茶、茉莉花放入鍋，並加適量清水，煮約5 分鐘。

功效解析

茉莉花性溫、香氣濃郁怡人，味甘，有清肝明目、生津止渴、通便利水、益氣力、降血壓、強心、防齲防輻射損傷、抗癌、抗衰老之功效，使人延年益壽、身心健康；有理氣安神、潤膚香肌之功效；荷葉清暑利濕，升發滑陽，止血；綠茶含有與人體健康密切相關的生化成分，不僅具有提神清心、清熱解暑、消食化痰、去膩減肥、清心除煩、解毒醒酒、生津止渴、降火明目、止痢除濕等藥理作用，還對輻射病、心腦血管病、癌症等疾病有一定的藥理功效。故本茶能有效消除多餘熱氣，也能改善春季頭暈胸悶症狀。

菊花茶
茶香清幽，味甜可口

冰糖　　　　菊花

作法

準備杭菊花 5 ～ 6 朵、冰糖（或蜂蜜）適量。菊花洗乾淨入鍋，放適量清水煮沸加入冰糖即可。

功效解析

《神農本草經》認為「久飲菊花茶，能夠利血氣，使身體輕盈，能耐老而延壽」，菊花對中樞神經有鎮靜作用，對神經性頭痛、頭暈有顯著療效。菊花有極佳發散解熱之效，因此常用於外感風熱、畏寒、微汗等感冒初期症狀，預防感冒也很有效。另，菊花含有豐富維生素 A，是維護眼睛健康的重要物質。整天與電腦或電器用品為伴的人，因接觸輻射較多，眼睛會特別疲勞，常飲菊花茶，再放置一盆小雛菊，眼睛的疲勞得以緩解，血壓也不會上升，心情會更加穩定。

菊花枸杞麥冬飲
花香濃郁，提神醒腦

菊花　　　　枸杞子　　　　麥冬

作法

取菊花 15 克、枸杞子 30 克、麥冬 8 ～ 15 顆，熱開水悶泡片刻。

功效解析

菊花味甘苦，性微寒；有散風清熱、清肝明目和解毒消炎等作用。枸杞子性味甘平，無毒，有很好的滋補作用，補腎益精、養肝明目、潤肺燥、養血；而麥冬養陰生津，潤肺清心。故此茶飲可滋陰養陰。

夏季茶飲
夏天最消暑的養氣茶

 夏季養生特點

《素問‧四氣調神論》提到「夏三月，此為蕃秀。天地氣交，萬物華實，夜臥早起，無厭於日，使志勿怒，使華英成秀，使氣得泄，若所愛在外，此夏氣之應，養長之道也；逆之則傷心，秋為痎瘧，奉收者少，冬至重病。」夏季指農曆 4 月至 6 月，即從立夏之日起，到立秋之前止。其間包括立夏、小滿、芒種、夏至、小暑、大暑等 6 個節氣。在一年四季之中，夏季是一年裡陽氣最盛的季節，氣候炎熱而生機旺盛，對於人來說，此時是新陳代謝旺盛的時期。

夏季是「火旺（夏主心，夏天心火很旺）、土相（脾胃處於『盛』的地位）、木休（肝處於相對的『休養』狀態）、水囚（腎易『虧』）、金死（肺易『虛』）」。心「火」如果一「旺」，「火克金」，所以容易造成「肺（金）虛」；本是「腎水」克「心火」，而「心火」很「旺」時，就容易出現「心火」對「腎水」的「反侮」現象，故「腎水」易「虧」。對於一般人來說，在夏天防止「肺虛腎虧」很容易，但是也需要重點保養正處於很「旺」地位的「心」。

所以夏季的養生原則一是健脾除濕（因為治暑邪多夾濕）；二是清熱消暑；三是補養肺腎；四是冬病夏治。夏季養生也要重視精神調攝，保持愉快而穩定的情緒，切忌大悲大喜，以免以熱助熱，火上加油。心靜人自涼，可達到養生的目的。

夏茶養生宜忌

夏季天氣炎熱，萬物生長，生機盎然。但多火多濕，氣候炎熱，「暑」、「濕」是夏季氣候的特點。根據這一特點，古人將整個夏季又分盛夏和長夏。暑熱的時節即為盛夏，這是火的季節，通應於心，人體陽氣最盛。夏秋之交，暑熱肆虐、氣候潮濕的時節即為長夏，這是濕的季節，通應於脾。因此，夏季茶療不離清熱、化濕、清心補脾之法。

夏季養生茶，要因人而異，體質各異飲茶也有講究。
燥熱體質：有抽煙喝酒習慣的人，容易上火、熱氣及體形較胖的人應喝涼性茶。
虛寒體質：腸胃虛寒，平時吃點苦瓜、西瓜就感覺腹脹不舒服的人或體質較虛弱者，應喝中性茶或溫性茶。
老年人：適合飲用紅茶及普洱茶。

故在夏季飲用的養生茶原料有：金銀花、杭白菊、蓮心、苦瓜、山楂、薄荷、洛神花、靈芝、西洋參、陳皮、生薑、紅棗、烏梅、五味子等清心除熱、益氣生津、健脾助運之品。不過要特別注意的是，苦丁茶涼性偏重，清熱解毒、軟化血管、降血脂的功能較其他茶葉更好，最適合體質燥熱者飲用，但虛寒體質的人絕對不適宜飲用此茶。現代都市人的體質不能以燥熱、虛寒簡單劃分，主要是現代人有抽煙、喝酒、熬夜等不良生活習慣，從而導致體質的多樣化，但是個人的體質會表現出主要症狀，飲茶時應以主症狀作為依據。

茶飲介紹
常見的茶葉主要分為綠茶、清茶（包括烏龍茶、鐵觀音、大紅袍）、紅茶、黑茶（普洱茶）等幾大類。這基本上是根據茶葉發酵程度由低至高劃

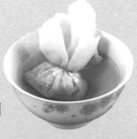

分的。一般而言，綠茶和清茶中的鐵觀音由於發酵程度較低，屬涼性的茶；清茶中的烏龍茶、大紅袍屬於中性茶；紅茶、普洱茶屬於溫性茶。

在國外，除了被稱之為中國茶與紅茶的茶外，另一種茶更為流行，就是花草茶，其譯名為 Herbtea，意為用植物的根莖、葉、花或皮等部位，單獨或混合乾燥後，加以煎煮或沖泡的飲料，產生自然香氣和特殊口味。花草茶其實並非真正意義上的茶，因為它不含咖啡因，但花草茶氣味芬芳，顏色漂亮，更重要的是，每一種花草茶都含有天然營養成分，讓飲用者無形中得到滋養潤澤。眾多的花草茶中，有一些具有清涼、降火功效的花草茶特別適合在夏天飲用。

花草茶療效表：

金盞花茶	清涼降火、促進消化
胡椒薄荷茶	發汗解熱、殺菌消毒、化毒辟穢，夏天冰飲既清涼消暑，又增加食慾
洋甘菊茶	清火、明目、降血壓、安神助眠
歐石楠茶	助消化、排除體內毒素、養顏
玫瑰花茶	活血美肌、降火氣，對內分泌失調和經常腰酸背痛的女性有好處
薰衣草茶	鎮靜、緩和焦慮，夏季人容易煩躁，飲用此茶可以緩解精神緊張
百合花茶	清涼潤肺、去火安神
洛神花茶	利尿解渴、清熱解暑
芙蓉花茶	含有豐富的維生素 C，能改善體質
紫背天葵茶	能舒緩感冒、喉嚨痛及咳嗽
茉莉花茶	可改善昏睡及焦慮現象，對慢性胃病、經期失調也有功效

洋甘菊茶	具有幫助睡眠、潤澤肌膚的功效，也可改善女性經前不適
薄荷茶	有助開胃、消化，可緩和胃痛及頭痛，並促進新陳代謝
檸檬草茶	可幫助消化、利尿，滋潤肌膚及預防貧血，也有治療腹瀉及偏頭痛的效用，但孕婦不宜
薰衣草茶	有助鎮靜神經、幫助睡眠
玫瑰花茶	能改善內分泌失調，解除腰酸背痛，對消除疲勞和傷口癒合也有幫助

茶中禁忌

夏天有些人喜歡把涼茶冰鎮後喝，這樣不僅容易失去原有功效，還可能損傷脾胃功能，使人出現腹脹等不適症狀。因為涼茶配料中含有性味偏寒涼的中草藥，易損傷人體的陽氣和津液。故涼茶不是人人都能喝，以下人群不宜飲用涼茶：

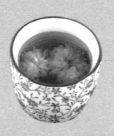

陽虛者	多為常坐辦公室的白領，症狀可見怕冷、四肢發涼、面色蒼白、大便稀、小便清長等現象，這些人再喝涼茶就等於「雪上加霜」。
苦夏者	夏季裡汗液分泌較多，而中醫認為，汗為人體的「陽液」，出汗過多，陽氣會隨著汗液外泄，如果此時再服用苦寒的涼茶，會傷到脾胃，使本來就虛弱的脾胃更加虛弱，正氣受損，不但加重苦夏的症狀，也會因為免疫力降低導致許多其他疾病。
經期和產期中的女性	月經期和產後身體極為虛弱，尤其對冷熱的刺激極為敏感。如果天氣熱時不加節制地飲涼茶，雖然可以感到胃內一時的涼爽，但這些藥物吸收入血液後，寒涼的刺激就會使血流滯澀緩慢，甚至形成瘀血，引起痛經、月經不調、經量減少，嚴重的還有可能引起大出血、閉經。

| 兒童和老年人 | 兒童是純陽之體，特別容易上火，但喝涼茶並非預防孩子上火的好辦法。因為兒童的脾胃調節功能尚處在建立和完善的階段，對外來藥物的寒涼刺激不能及時調整和適應，反而會因為藥物直接作用於脾胃影響消化吸收，出現腹痛、腹瀉。老年人由於陽氣漸弱，器官功能衰退，同樣會因為涼茶刺激而出現消化系統病變，以及陽氣大損的一系列症狀。 |

一般人認為，涼茶一定是涼著喝，其實不然。傳統涼茶有很多種類和配方，分苦和甜兩種，但是人們基本上都是熱著喝。夏季暑濕當道，喝熱的涼茶，一是熱茶喝完之後渾身出汗、清涼爽快；二是清熱解毒、健脾利濕。涼茶性味偏寒涼，易損害人體的陽氣和津液，如果把涼茶放冰箱裡冰鎮後飲用，不僅喪失了熱飲的作用，更重要的是損傷胃腸。切記不要喝隔夜涼茶，過去，很多人會在晚間睡前把涼茶料放進陶製帶把手的大茶壺裡，一夜浸泡後格外清涼，第二天一家人能喝上一天。其實這樣做是會影響健康的，任何茶都不要喝隔夜的，哪怕你用的是紫砂茶壺。

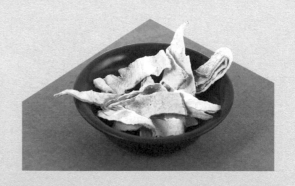

苦丁茶
飲後神清氣爽，消乏解渴

苦丁茶

作法

取苦丁茶 1 支（1 芽 2～3 葉），加沸水 1000 毫升，隨泡隨飲。

 即使幾個人喝同一壺茶，也不能放大量的苦丁茶，而應該一次放一兩支，直至喝到其味道變淡後嚼食茶芽，效果更佳。

功效解析

喝點苦丁茶不但能夠消暑，還可以解渴。其成品茶清香，先有苦味、而後甘涼，具有清熱消暑、明目益智、生津止渴、利尿強心、潤喉止咳、降壓減肥、抑癌防癌、抗衰老、活血脈等多種功效，素有「保健茶」「美容茶」「減肥茶」「降壓茶」「益壽茶」等美稱。

紫蘇茶
特異芳香，味香甜

紫蘇葉

作法

取紫蘇適量，用開水沖泡，放入白糖即可。

功效解析

在古代常把紫蘇葉當茶製成飲料，長期服用，紫蘇茶可以解毒健胃。宋仁宗時曾被翰林醫官院定為「湯飲第一」。紫蘇性溫，味辛、氣清香，歸肺、脾、胃經，具有解表散寒、行氣和中、止咳平喘的功效，臨床上常用於感冒、急性胃腸炎等。此外，紫蘇在增強胃腸蠕動、增強食慾方面的功效也非常明顯。夏季，暑濕侵邪、肢體重困、食慾缺乏，如果能常食本品，可解表散寒，起強身健體之效。

薄荷清茶
味稍苦，氣味清新

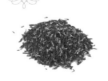

蓮子心　　薄荷葉　　西瓜翠衣

作法

取西瓜翠衣 6 克、蓮子心 7 枚、薄荷葉 3 片，水煮致沸後數分鐘或者熱開水悶泡 10 分鐘即可。

功效解析

西瓜翠衣是西瓜皮最外面的一層薄薄綠皮，用刀輕輕削下（用新鮮的最好，曬乾後也可），有很好的清暑熱效果；蓮子心清熱、安神，再加上疏風、散熱的薄荷葉，這 3 種清脆的綠色組成的養生茶飲，乃是夏季最有效果的解暑養氣佳品。

薄荷綠茶
清淡宜人，味甘涼

綠茶　　　薄荷葉

作法

1 取薄荷葉 15 克、綠茶 3 克，洗淨。
2 將沸水 1500 克沖入洗淨原料中，悶約 10 分鐘，待泡出味且稍涼後，濾去殘渣，可依個人口味適量加入冰糖。

功效解析

薄荷味苦辛，性涼，有健胃，通經絡之功效，現代藥理研究得知含有精油、薄荷精及單寧等物質，知其具有興奮大腦、促進血液循環、發汗，有消炎鎮痛、止癢解毒和疏散風熱的作用。夏日飲用此茶，可以解暑去熱，提神醒腦。

碧螺春參茶
甘甜，有人參香

西洋參　　　碧螺春

作法

取西洋參 8 ～ 15 片、碧螺春幾葉放入茶具中，用 80℃的純淨開水沖泡 5 分鐘。

功效解析

西洋參具有很好的補氣效果，特別是在暑熱季節，中醫名方「王氏清暑益氣湯」中最主要的一味就是西洋參。碧螺春綠茶更是具有芳香、清暑熱的作用。二者相加，碧螺春的芬芳氣味有助於西洋參補氣作用快速發揮，同時還可以預防上火。

竹葉茶
氣味清香，味清淡甜

冰糖　　　竹葉茶

作法

取竹葉茶 1 小撮、冰糖適量，用沸水沖泡。

功效解析

本茶可清暑，祛濕，利尿。《本草綱目》中記載竹葉有清熱、解毒、利尿的作用，加冰糖後泡出的茶飲氣味清香，是清暑、祛濕的佳品。

陳皮薑茶
香氣特殊，辛辣帶甜

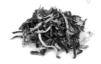

陳皮　　　生薑　　　甘草　　　茶葉

作法

1 取陳皮 20 克、生薑片 10 克、甘草 5 克、茶葉 5 克、水 1000 毫升。
2 將水燒開，再將陳皮、薑片、甘草與茶葉投入，沖泡 10 分鐘，去渣飲服。

功效解析

陳皮具有解渴消暑、止咳化痰和健胃消食的保健功能，而生薑為芳香性辛辣健胃藥，有溫暖、興奮、發汗、止嘔、解毒等作用，對於整天坐著缺乏運動的辦公室一族再適合不過。符合「春夏養陽」的養生原則。

苦瓜解暑茶
氣微，味苦

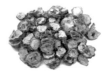

苦瓜乾

作法

取市售苦瓜乾品 10 克放入杯中，以沸水沖沴，悶 30 分鐘。頻飲。

功效解析

苦瓜具有清涼解渴、除邪熱、治丹火毒氣、瀉六經實火、益氣止渴、解勞乏、清心明目、能增強食慾、養血滋肝、潤脾補腎之功效，還能促進新陳代謝、益腎利尿，有清熱解毒、降血脂等功效。據研究發現，它具有明顯的降血糖作用，對糖尿病有一定療效。還有抗病毒能力和防癌作用。故本茶有清熱解暑除煩之功效，適用於中暑發熱、口渴煩躁、小便不利等。

荷葉茶
氣味清淡，稍帶苦澀

鮮荷葉

作法

用鮮荷葉（乾品亦可）半張洗淨切碎，加水適量，煮沸放涼後代茶飲用。

功效解析

中醫實踐表明，荷葉的浸劑和煎劑具有擴張血管，清熱解毒及降血壓之效。也是祛脂減肥的良藥。

檸檬紅茶
甘甜帶酸，生津開胃

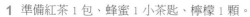

檸檬　　　　　紅茶　　　　　蜂蜜

作法

1 準備紅茶 1 包、蜂蜜 1 小茶匙、檸檬 1 顆。

2 將檸檬切成 4 片，置於鍋內加水煮熱，再把剩餘檸檬壓汁倒入，煮沸後加蜂蜜，最後把紅茶沖入茶器即可。

功效解析

檸檬茶不僅可以瘦身，使腸胃通暢，且富含維生素 C，對保持皮膚張力和彈性十分有效。故該茶能潤肺生津，順氣化痰、開胃理氣，消暑提神以消除疲勞、減輕頭痛等。此外，還可使頭腦清晰，思路敏捷，消除頭昏及怠倦感，日常飲用，獲益良多。

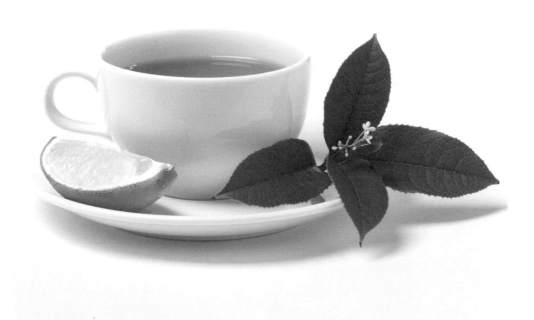

秋季茶飲
秋天最滋潤的保健茶

 ## 秋季養生特點

《內經》中提到：「秋三月，此謂容平，天氣以急，地氣以明，早臥早起，與雞俱興，使志安寧，以緩秋刑，收斂神氣，使秋氣平，無外其志，使肺氣清，此秋氣之應，養收之道也。逆之則傷肺，冬為飧泄，奉藏者少。」秋季陽氣弱陰氣長，天氣逐漸涼爽，氣候乾燥，是萬物成熟的美好季節，也是進補的好時機，但此時胃腸的抵抗力下降，進補要適當。

秋燥易傷肺，茶飲宜選有滋陰潤肺作用的飲方。此外，肺燥傷肝要吃酸，從中醫五行生克來講，肺屬金，肝屬木，金旺能克木，使肝木受損。因此應適當飲些性味為酸的茶飲，因為「酸入肝」，可以強盛肝木，防止肺氣太過對肝造成損傷。酸味食物可以收斂肝氣，有保肝護肝的作用，但也不可過量。總之，秋季進補應選擇具有滋陰、潤燥、清肺、舒鬱、解乏等作用的茶飲為佳。

 ## 秋茶養生宜忌

秋季飲用的茶品大多以養陰潤肺、疏肝解鬱、清熱解毒功效為主，對於秋季皮膚乾燥、咽乾口渴、嗓子紅腫疼痛，眼睛乾癢、脹痛，情緒急躁易怒，精神不集中，抗病能力弱等症狀均能有效緩解。因此，適

合秋季的茶飲多以烏龍茶和黑茶以及具有滋陰清熱的花茶為主。因為這些茶品既能消除體內的餘熱，又能恢復津液。其中烏龍茶屬於半發酵茶，所謂半發酵茶，是因為它既有不發酵茶的特性，又有全發酵茶的特性。經過發酵的過程，則又比綠茶耐用。

此外，飲用花茶時要注意區分相似品種的功效差別。例如，菊花有野菊和家菊之分，其中家菊清肝明目，野菊祛毒散火，甘苦微寒，清熱解毒，對眼睛勞損、頭痛、高血壓等均有一定功效。還要注意茶品的品質鑑別。例如，銀耳本身應無味道，選購時可取少許嘗試，如對舌有刺激或有辣的感覺，證明這種銀耳是用硫磺薰製做假。乾燥的銀耳，有特殊氣味。但如有刺鼻的味道，代表其中二氧化硫的殘留量較多。

季節的變化和人的體質差異，都應有不同的養生方法。因此各個季節也有對應的養生茶。秋季飲茶更應注意不要空腹喝茶，因為空腹飲茶，茶性入肺腑，傷脾胃。秋季燥邪本易傷肺，脾胃敏感，所以儘量避免秋季飲茶。還有秋季不要喝隔夜茶，因為隔夜茶容易滋生細菌，飲後易導致腹瀉。燥熱體質者，應喝涼性茶。虛寒體質者，應喝中性茶或溫性茶。除了陽虛體質者外，不要過多飲用溫熱的茶品，如人參、鹿茸、肉桂等，否則極易加重秋燥。

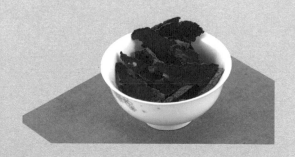

銀杞護膚茶
香甜可口

冰糖　　　　枸杞子　　　　銀耳

作法

1 取銀耳 10 克（浸泡過的）、枸杞子 15 克、冰糖適量。
2 銀耳放入鍋內，加水適量，煮熟，加入冰糖、枸杞子，煮沸即成。

功效解析

此茶有滋陰降火、潤肺止咳的功效，特別適用於陰虛咳嗽。能夠滋潤肌膚，補充肌膚所必需的水分，同時能夠改善肌膚暗沉膚質，增加光澤。乾燥的氣候讓愛美的女性叫苦連連，如果在補水的同時也能起到養顏潤膚的效果，一舉兩得。

麥冬生地飲
味甘，微苦

麥冬　　　　生地

作法

取麥冬、生地各 15 克，加水適量，以大火煮開轉小火煮 5 分鐘後服用。

功效解析

麥冬養陰、清熱潤燥；生地有滋陰生津的功效。適用於津液缺少型咳嗽。咳嗽幾乎無痰但有血絲，且皮膚、口、眼皆易乾。在秋季燥邪易侵襲人體，而燥邪最易耗傷津液。生地麥冬的育陰生津，飲後皮膚滋潤，緩解眼乾澀，還可以潤喉利咽，是辦公室裡的生津佳品。

桑葉甘草茶
氣味清香，味道甘甜

桑葉　　　　甘草

作法

桑葉 5 克、甘草 5 片，加適量水，以小火煮開後即可服用。

功效解析

此茶清肝去火，解熱止咳。桑葉清肝火、止咳，甘草解熱去痰。適用於肝火旺型咳嗽：熬夜、壓力所引起，痰少且呈黏稠白色狀，情緒緊張時易咳。秋季燥邪耗傷人體津液，陰虛則易引起肝火旺盛，進而咳嗽，常飲此茶有助於清肝鎮咳，緩解煩躁情緒。

玫瑰花茶
茶色微黃，味道清甜

冰糖

玫瑰花

作法

取玫瑰花蕾 3 ～ 5 枚，75 ～ 90℃水適量，可根據個人的口味，加冰糖或蜂蜜。

功效解析

此茶有疏肝解鬱、活血化瘀的功效。玫瑰花蕾可治肝、胃氣痛、胸腹脹滿和月經不調。玫瑰花茶性質溫和，降火氣，可調理血氣，促進血液循環，養顏美容。且可消除疲勞，癒合傷口，保護肝臟胃腸功能，長期飲用亦有助於促進新陳代謝。有涼血、養顏、改善皮膚乾枯、助消化、去脂肪的功效，同時玫瑰花還有很強的行氣功能，可以起活血、化瘀、調和臟腑的作用。

杜仲茶
氣味清香，味道甘甜

杜仲

甘草

作法

準備杜仲 5 克、甘草 5 片，加水適量，以小火煮開後即可。

功效解析

杜仲具有補血與強壯筋骨的作用，對於經常久坐、腰酸背痛者很有幫助，男女都可以喝，若是女性朋友還可以在生理期的末期與中醫補血方四物湯一起服用。

菊花蜜飲
氣味芬芳，綿軟爽口

菊花

蜂蜜

作法

取菊花 50 克，加水 20 毫升，稍煮後保溫 10 分鐘，過濾後加入適量蜂蜜，攪勻之後飲用。

功效解析

此茶具有養肝明目、生津止渴、清心健腦、潤腸等作用。秋季易肝火旺，脾氣暴躁，菊花茶祛毒散火，甘苦微寒，清熱解毒，且香氣濃郁，提神醒腦，也具有一定的鬆弛神經、舒緩頭痛的功效。對肝火旺、用眼過度導致的雙眼乾澀也有較好的療效。

薏仁百合茶
氣味清香，味道甘甜

薏苡仁　　　　百合

作法

將薏苡仁 200 克、百合 50 克一同放入砂鍋內，加水 5 碗，煎煮至 2.5 碗時即成。分 3 ～ 4 次服完，每日 1 劑。

功效解析

此茶具有補中益氣、潤肺止咳的功效。薏苡仁可以健脾利水，鎮痛解熱；百合具有潤肺止咳、寧心安神的作用。百合富含黏液質及維生素，對皮膚細胞新陳代謝有益，常食百合，有一定美容作用，而且具有防癌抗癌的功效。秋季肺燥易咳嗽，百合是潤肺止咳生津的佳品，配以健脾利水的薏苡仁，功效更佳。

桂花茶
香味濃烈清雅，湯色金黃

茶葉　　　　桂花

作法

取乾桂花 1 克、茶葉 2 克，入杯中，沸水沖泡 6 分鐘即可。早晚各飲 1 杯。

功效解析

此茶具有強肌滋膚、活血潤喉的功效。適用於皮膚乾燥、聲音沙啞、牙痛等症。秋季天乾氣躁，很容易引起肺燥。肺主皮毛，開竅於鼻，因此經常會感覺皮膚乾燥，嗓子乾痛，喝杯桂花茶不僅可以強肌滋膚，活血潤喉，還有助於治療口臭、風火牙痛、胃熱牙痛及齲齒牙痛等。

薰衣草茶
甘香可口

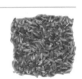

薰衣草

作法

取乾燥薰衣草茶 1 大茶匙，放進壺中再倒入沸水，悶 5 分鐘即可飲用。

功效解析

此茶有助安神、幫助睡眠，解除緊張焦慮的功效，也可治療初期感冒咳嗽，也可逐漸改善頭痛，增強消化系統功能，是治療偏頭痛的理想花茶。薰衣草可以提神醒腦、增強記憶，對工作有很大幫助。還能促進血液循環，可治療青春痘，滋養秀髮，抑制高血壓、鼻敏感氣喘，增強免疫力。

迷迭香茶
氣味芳香，微苦

迷迭香

作法

1 取迷迭香 3 ～ 5 克，裝入溫過的壺中，緩緩注入滾水 500 毫升。放置約 3 分鐘後飲用。
2 回沖第二次約要 7 分鐘，第三次大約要靜置 10 分鐘。

記得將迷迭香取出，以免浸泡過久讓茶湯變澀，適時取出，可讓下次回沖時仍有香氣。

功效解析

迷迭香擁有能令人頭腦清醒的香味，能增強腦部的功能，能消除胃氣脹、增強記憶力、提神醒腦、減輕頭痛症狀、改善脫髮的現象，減少頭皮屑的產生。具有刺激神經系統運作，改善記憶衰退現象的功效，有助於消除腦部疲勞，並能增強記憶力，對宿醉、頭昏暈眩及緊張性頭痛也有良效。迷迭香茶兼具有美容功效，常飲用可減少皺紋產生，祛除斑紋；此外還能促進頭皮血液循環，有祛痰、抗感染、殺菌之功效，可增強人體活力、提神。還可抵禦電腦輻射，促進血液循環，降低膽固醇，抑制肥胖。

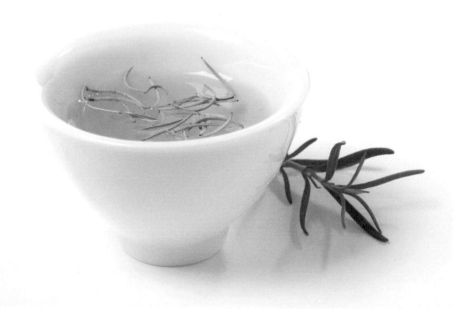

冬季茶飲
冬天最禦寒的進補茶

 ## 冬季養生特點

冬三月，包括立冬、小雪、大雪、冬至、小寒、大寒六個節氣。冬季的氣候特點主要是寒冷，草木凋零、冰凍蟲伏，是自然界萬物閉藏的季節，人的陽氣也要潛藏於內。因為天氣寒冷，日短夜長，人們大都相對減少戶外活動，早睡早起；平時則添衣加被，避免受寒潮之侵襲。在冬季由於氣候寒冷，使人容易發生各種風寒引起的疾病。到了冬季，寒氣當令，人體陽氣收藏，氣血趨向於裡，皮膚緻密，水濕不能從體表外泄，經腎、膀胱的氣化，少部分變為津液而散布周身，大部分化為水，下注膀胱成為尿液，無形中就加重了腎臟的負擔。所以，到了冬季，腎炎、腎盂腎炎、遺尿、尿失禁、水腫等病就容易復發或加重。

冬季以寒氣為主，若人們不能應時增添衣被，就會使人抵抗力下降，心胃、肺等臟器的功能紊亂，甚至引起氣管炎、胃痛、冠心病復發，使感冒、關節痛、咳嗽、風濕性關節炎、高血壓等病發生或加重。《素問・六節藏象論》曰：「腎者主蟄，封藏之本，精之處也……通於冬氣。」因此，冬令之養生貴在於養藏、固精、益腎，養腎防寒。俗話說，「冬不藏精，春必病溫」。冬季，人體陽氣內藏、陰精固守，是機體能量的蓄積階段，對於身體虛弱的人是進補的好季節。《內經》認為，冬季屬腎，主封藏，此時人體陽氣偏虛蟄伏於內，陰寒偏盛於外，且寒為陰邪，易傷人之腎陽，故冬季飲食養生宜溫補助陽、補腎益精。而腎主鹹，心主苦，當鹹味吃多了，就會使本來就偏亢的腎水更亢，

從而擬制心陽使其受病，而苦入心益心氣，可助心禦水性太過，因此應在飲食上適當減鹹而略增苦味。

 ## 冬茶養生宜忌

冬令之養生貴在於養藏、固精、益腎。因此冬季飲品也當以養腎防寒為主，辛溫助陽的處方當是首選，而溫補必須有良好的脾胃基礎，因此冬季補腎同時要注重脾胃的養護。可以選擇補脾氣益胃氣的肉桂、紅棗、黨參等；溫補太過易生燥，這可同時配伍枸杞子、麥冬等清補滋陰之品；補益過甚則易滋膩生痰濕，使氣機不暢，可用黃耆、淮山等補氣，提升氣機。

冬季，適宜飲用味甘性溫的紅茶，以養人體的陽氣。紅茶含有較豐富的蛋白質和糖，且有助消化、去油膩的作用，為冬季食補作輔助之效。冬季氣候寒冷，人體活動減少，一般而言對水的需求量也會同樣減少；飲茶應當善於激發腎氣為主，使每日進水量和排泄量維持均衡。冬季飲茶要更注意保護人體陽氣為主，不宜飲用冷飲以防傷害陽氣，飲後也容易導致傷寒入裡或脾胃功能紊亂；更要避免飲用性味寒涼的茶品以防止泄瀉、寒感等。

桂花玫瑰茶
桂花香甜，玫瑰馥郁，入口甘香潤滑

 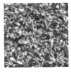

玫瑰花　　　　桂花

作法

將乾桂花 3 克、乾玫瑰花 6 朵放入杯中用開水沖泡 5 分鐘。

功效解析

此茶具有活血散瘀、理氣和胃、調理肝臟、祛胃寒、禦寒、美容養顏、調經等功效；桂花性溫，有溫中散寒、暖胃止痛作用，很適合於胃功能較弱者飲用；桂花還能起到強肌滋膚、活血散瘀的功效。玫瑰花則對理氣解鬱、活血散瘀、調經止痛有明顯效果；兼有溫養心肝血脈，舒發體內鬱氣；兩者合用養胃理氣活血齊具，對冬季脾胃虛弱且寒凝血瘀手足不溫者最為適宜。

雪蓮花茶
苦澀微酸，而後甘甜

枸杞子　　　紅花　　　雪蓮花

作法

取雪蓮花 5 克、枸杞子 10～20 顆、紅花 2 克，放入茶杯中，沖入沸水適量，浸泡 10～20 分鐘後飲用。每日 1 劑，日服 2 次。

功效解析

雪蓮花有祛寒壯陽，調經止血之功，適用於陽痿、腰膝軟弱，婦女血崩、月經不調，風濕性關節炎等。枸杞子滋補肝腎，紅花活血祛瘀。三藥合用，溫通血脈，補益而祛瘀生新，對因寒濕、血虛、血瘀引起的月經不調，痛經及痛經引起的腰背痛、小腹冷痛有效。

桑葚飲
口味酸澀，而後微甜

女貞子　　　桑葚　　　旱蓮草

作法

取桑葚 10 克、女貞子 8 克、旱蓮草 6 克，打成粗粉裝袋泡茶，或直接開水泡當茶飲。

功效解析

本飲補益肝腎，滋陰止血。其中桑葚子善滋陰養血，對肝腎不足和血虛精虧引起的頭暈目眩、腰酸耳鳴、鬚髮早白、失眠多夢、津傷口渴、腸燥便祕有很好療效；配合中藥二至丸化裁的女貞子、墨旱蓮組合，補益肝腎更強；特別適用於鬚髮早白、腰酸膝軟、失眠多夢、頭昏眼花者。注意：脾虛有濕及泄瀉者忌服。

桂圓枸杞紅棗茶
口味香甜，濃郁

紅棗

桂圓乾

枸杞子

作法

1 取紅棗 60 克，洗淨後，用小刀將其對半剖開，去掉棗核；桂圓 30 克也去殼去核。並分別用冷水泡發 20 分鐘

2 將紅棗、桂圓及紅糖 30 克放入湯鍋內，加入水，大火燒開後，改小火，燜煮約 30 分鐘至水分收乾。保持小火，用勺子在鍋內攪拌，將棗打成棗泥。

3 將煮好的棗倒在碗裡放涼後，倒入適量蜂蜜拌勻（可按個人口味）。用保鮮膜放冰箱封存。

4 飲用時，取約 1 大茶匙和枸杞子 10 ～ 30 顆，沖入溫開水攪勻即可。

功效解析

紅棗桂圓氣血雙補，枸杞子滋補肝腎、明目、潤肺、抗衰老。紅糖味甘性溫，能健脾暖胃、活血化瘀。合用共奏安神養心、益氣補血、養肝明目之效。尤其適合脾胃虛弱，血虛，臉色萎黃，失眠多夢，手腳冰涼，氣血不足引起的疲勞、臉色暗黃、失眠等，對於經常壓力過大的上班族可謂必備食補佳品。

首烏牛膝飲
微酸，味淡

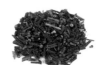
何首烏
懷牛膝

作法

1 何首烏 200 克、懷牛膝 150 克，研成粗末。

2 每次取 15 ～ 30 克放暖水杯中，沖入沸水，蓋悶 20 分鐘，代茶隨意飲服。每日 2 劑。

功效解析

本飲補肝、益腎、養血、祛風。何首烏專入肝腎，補養真陰，並能填益精氣，具有陰陽平祕作用。其能滋補肝腎、烏鬚髮，並有降血脂作用，近代多用於治冠心病、高脂血症等。懷牛膝性味甘苦酸，功能補肝腎、強筋骨、散瘀活血，現代研究表明，它對抑制外周血管擴張有一定作用。與何首烏配伍，用治偶見心絞痛者，有相得益彰之功。注意：大便溏泄及有濕痰者慎用。

薑母茶
濃香，入口辣甜

生薑　　　　　蔥白

作法

1　老薑 80 克切片，蔥白 4 支切段。

2　薑與蔥白放鍋中，注入水 3 碗煮沸，改用小火煮 20 分鐘左右，放入紅糖 10 ～ 15 克煮至溶化，趁熱飲用。

🌿在經期前二至三天飲用，能減輕經期腹痛、腹脹、腰酸等不適。

功效解析

> 紅糖性溫，搭配老薑母、紅棗、桂圓具有驅寒效果，可促進血液循環；紅糖也具有調整腸胃的功效，改善冬天手腳冰冷，預防感冒。紅棗、桂圓可以改善貧血問題，使皮膚紅潤有光澤，增進睡眠品質。

黃耆枸杞紅棗飲
入口微酸甜，有輕微苦味

黃耆　　　　枸杞子　　　紅棗

作法

將生黃耆 15 克、枸杞子 10 克、紅棗 10 克去核，開水煮 30 分鐘後飲用。

🌿此道茶品很耐回沖，可加水回沖數次，至味道變淡為止。剩餘殘渣裡的紅棗和枸杞子可撈起食用。

功效解析

> 適宜體虛自汗症患者，也可美容養顏。黃耆味道甘醇，可益氣補虛，能強壯體能、增強免疫力。枸杞子：滋養肝腎，滋陰養血。紅棗：補氣健脾，養血護心。其中紅棗可以補氣健脾，黃耆可以補氣、補虛，枸杞子可以補陽，本飲起到補氣補虛補陽又健脾，為冬季食補佳品。

黃耆火麻仁飲
氣味香甜，入口甜潤微苦

火麻仁

黃耆

蜂蜜

作法

取火麻仁 10 克打碎，與黃耆 20 克一同入鍋，加水煎煮 30 分鐘，去渣取濃汁，加蜂蜜 2 茶匙調勻趁熱飲用。

功效解析

> 黃耆善入脾胃，為補中益氣之要藥，兼能補益氣血，固衛氣，針對冬季氣血不足、衛表不固、手足不溫者有很好療效；火麻仁性甘平，質潤多脂，能潤腸通便，且又兼有滋養補虛作用，適用於老人、產婦及體弱津血不足的腸燥便祕症；蜂蜜補中潤燥。在冬季人們常進食辛熱燥補之品，易引起陰虛血燥而致使便祕，因此對用於血虛、腸燥便祕者，本飲品尤為適用。

菟絲子茶
氣味淡，入口微辛而甜

紅糖

菟絲子

作法

將菟絲子 3～5 克放入杯中沖入開水，泡 5 分鐘，加入紅糖 3～5 茶匙攪拌均勻，溫飲。

功效解析

> 菟絲子有補腎益精、養肝明目、固胎止瀉之功效。現代研究證明，菟絲子具有延緩衰老、促進造血、增強機體免疫力等作用。另對用於肝腎不足導致的腰膝酸痛、陽痿、遺精有很好療效。其性溫，對寒冬仍久坐辦公桌前引起的虛寒腰痛極為適宜。陰虛、火旺及有實熱的人不宜飲用。

桂圓玫瑰花茶
甘甜可口，香氣濃郁

桂圓

玫瑰花

菊花

作法

取桂圓 3～5 個剝殼去核，放入開水，小火煮 5 分鐘，再放入玫瑰花、菊花悶 10 分鐘即可飲用。

功效解析

> 此茶飲氣味芬芳、味甘微甜，能促進食慾，活血行氣。玫瑰化濕和中、理氣解鬱、活血散瘀；桂圓肉能養血安神；菊花則清肝明目。長期服用，排毒養顏，滋陰，潤膚，調節內分泌失調。更有調理女性生理期肌膚狀態的功效，改善女性在行經前後出現痘痘、肌膚暗黃等症狀。